Prof. Dr. Ibrahim Elmadfa, Waltraute Aign,
dipl. oec. troph. Doris Fritzsche

# Nährwerte

## Gesundheit kann man essen

**Autoren**

**o. Univ.-Prof. Dr. Ibrahim Elmadfa**
Studium der Lebensmitteltechnologie und Ernährungswissenschaft. Promotion und Habilitation im Fach »Ernährung des Menschen«; für dieses Fach Professur am Institut für Ernährungswissenschaft der Universität Gießen bis 1990. Seit Mai 1990 Lehr- und Forschungstätigkeit als Ordinarius für Ernährungswissenschaft an der Unversität Wien.

**Dipl. oec. troph. Doris Fritzsche**
Studium der Ernährungswissenschaft an der Universität Gießen. Seit 1983 wissenschaftliche Mitarbeiterin von Prof. Elmadfa. Seit 1992 Tätigkeit als Diabetikerberaterin in der Diabetologischen Schwerpunktpraxis H.-J. Lembcke, Braunschweig.

**Waltraute Aign**
Nach der Ausbildung zur staatlich anerkannten Diätassistentin und 10jähriger praktischer Tätigkeit Ausbildung zur Ernährungsberaterin, DGE. 1965 bis 1991 Lehrauftrag am Institut für Ernährungswissenschaft der Universität Gießen für Ernährungsberatung und Zubereitung der Normal- und Krankenkost.

Ein Wort zuvor . . . . . . . . . . . . . . . . . . . . . . . . . . 5

TEIL 1

## Kalorien/Joule und Nährstoffe auf einen Blick

Milch, Milchprodukte, Eier . . . . . . . . . . . . . . . . . . . 6
Fette und Öle. . . . . . . . . . . . . . . . . . . . . . . . . . . . 10
Fisch und andere See- und Meerestiere . . . . . . . . . . . 12
Fleisch und Geflügel . . . . . . . . . . . . . . . . . . . . . . . 14
Getreide und Getreideerzeugnisse . . . . . . . . . . . . . . 22
Backwaren . . . . . . . . . . . . . . . . . . . . . . . . . . . . . 24
Hülsenfrüchte, Samen, Nüsse. . . . . . . . . . . . . . . . . . 26
Gemüse und Gemüseprodukte . . . . . . . . . . . . . . . . . 28
Pilze . . . . . . . . . . . . . . . . . . . . . . . . . . . . . . . . . 32
Obst und Obstprodukte . . . . . . . . . . . . . . . . . . . . . 34
Getränke . . . . . . . . . . . . . . . . . . . . . . . . . . . . . . 38
Süßwaren . . . . . . . . . . . . . . . . . . . . . . . . . . . . . . 40
Süßspeisen . . . . . . . . . . . . . . . . . . . . . . . . . . . . . 42
Fertiggerichte . . . . . . . . . . . . . . . . . . . . . . . . . . . 42

TEIL 2

## Besonders reiche Vitamin-Quellen

Das Wichtigste über Vitamine . . . . . . . . . . . . . . . . . 47
Vitamin A (Retinol) . . . . . . . . . . . . . . . . . . . . . . . 48
Carotin. . . . . . . . . . . . . . . . . . . . . . . . . . . . . . . . 50
Vitamin D (Calciferole). . . . . . . . . . . . . . . . . . . . . . 53
Vitamin E (Tocopherole). . . . . . . . . . . . . . . . . . . . . 55
Vitamin K (Phyllochinone) . . . . . . . . . . . . . . . . . . . 57
Vitamin $B_1$ (Thiamin) . . . . . . . . . . . . . . . . . . . . . 59
Vitamin $B_2$ (Riboflavin). . . . . . . . . . . . . . . . . . . . 61
Niacin (Nicotinsäure) . . . . . . . . . . . . . . . . . . . . . . 63
Vitamin $B_6$ (Pyridoxin) . . . . . . . . . . . . . . . . . . . . 64
Folsäure . . . . . . . . . . . . . . . . . . . . . . . . . . . . . . . 66
Pantothensäure . . . . . . . . . . . . . . . . . . . . . . . . . . 68
Biotin . . . . . . . . . . . . . . . . . . . . . . . . . . . . . . . . . 69
Vitamin $B_{12}$ (Cobalamine). . . . . . . . . . . . . . . . . . 70
Vitamin C (Ascorbinsäure) . . . . . . . . . . . . . . . . . . . 72

## TEIL 3

### Besonders reiche Mineralstoff-Quellen

Das Wichtigste über die Mineralstoffe ........... 74
Kalium (K) ........................ 75
Calcium (Ca) ...................... 77
Phosphor (P) ...................... 79
Magnesium (Mg) .................... 80
Eisen (Fe) ........................ 82
Jod (J) ........................... 84
Fluor (F) ......................... 85
Mangan (Mn) ....................... 86
Kupfer (Cu) ....................... 88
Zink (Zn) ......................... 89

## TEIL 4

### Sondertabellen Ernährung und Diät

Fette, Fettsäuren und Cholesterin ............... 90
Eiweiß, Aminosäuren ............................. 93
Kohlenhydrate, Ballaststoffe .................... 97
Kohlenhydrat-Austauschtabelle ................... 101
Purine, Harnsäure ............................... 107
Natrium, Kochsalz ............................... 112
Empfohlene Lebensmittel für besondere
Bevölkerungsgruppen ............................. 115
Empfohlene Nährstoffzufuhr ...................... 120
Empfohlene Mineralstoffzufuhr ................... 121
Empfohlene Vitaminzufuhr ........................ 122
Schätzwerte für empfehlenswerte Mineralstoff-
und Vitaminzufuhr ............................... 124
Lagerfähigkeit von Lebensmitteln ................ 126
Durchschnittliche Vitaminverluste ............... 127

# Ein Wort zuvor

Zuviel Nahrungsenergie (Kalorien), zu wenig Nährstoffe – so ernähren sich die meisten Bundesbürger. Das zeigt auch die neueste Erhebung der Deutschen Gesellschaft für Ernährung. Dabei ist Ihr Bedarf an Vitaminen und einigen Mineralstoffen um so größer je mehr Energie in Form von Eiweiß (Protein), Fett und Kohlenhydraten Sie aufnehmen. Werden bestimmte Vitamine und Mineralstoffe in zu geringer Menge zugeführt, kann die aufgenommene Energie im Stoffwechsel nicht optimal verwertet werden. Wer sich also gesund ernähren möchte, sollte für eine ausgewogene Zufuhr von Proteinen, Fetten und Kohlenhydraten **und** Vitaminen und Mineralstoffen sorgen.

Das bewährte Team von Ernährungsfachleuten hat die Werte der energieliefernden Nährstoffe, Vitamine und Mineralstoffe so dargestellt, daß sie auch für Ungeübte mühelos abzulesen sind.

Der **GU Kompaß Nährwerte** ist die verläßliche Informationsquelle bei Ihrer Auswahl von vollwertigen Lebensmitteln. Sein handliches Einsteck-Format und der strapazierfähige Einband machen ihn zu Ihrer praktischen Einkaufshilfe, dic Sie überallhin mitnehmen können.

*Ibrahim Elmadfa,*
*Doris Fritzsche*
*Waltraute Aign*

| Lebensmittel (verzehrbarer Anteil) | Portionsgröße | Energie und Nährstoffe je Portion | | | | | |
|---|---|---|---|---|---|---|---|
| | | Kilokalorien | Kilojoule | Eiweiß | Fett | verwertbare Kohlenhydrate | Ballaststoffe |
| | g | kcal | kJ | g | g | g | g |
| **Milch, Milchprodukte und Eier** | | | | | | | |
| **Milch** | | | | | | | |
| Frauenmilch | 100 | 67 | 278 | 1,2 | 3,7 | 7,1 | 0 |
| Kuhmilch[a], 3,5% Fett | 200 | 128 | 534 | 6,6 | 7,0 | 9,6 | 0 |
| fettarm, 1,5% Fett | 200 | 94 | 390 | 6,8 | 3,0 | 9,8 | 0 |
| entrahmt | 200 | 70 | 288 | 7,0 | 0,2 | 9,8 | 0 |
| Rohmilch, Vorzugsmilch | 200 | 134 | 558 | 6,6 | 7,6 | 9,6 | 0 |
| **Milchprodukte** | | | | | | | |
| Buttermilch | 200 | 70 | 288 | 7,0 | 1,0 | 8,0 | 0 |
| Dickmilch aus Trinkm., 3,5% | 200 | 122 | 508 | 6,6 | 7,0 | 8,0 | 0 |
| entrahmt | 200 | 64 | 266 | 7,0 | 0,2 | 8,2 | 0 |
| Joghurt aus Trinkmilch, 3,5% | 150 | 92 | 381 | 5,0 | 5,3 | 6,0 | 0 |
| mit Früchten, gezuckert[b] | 150 | 141 | 587 | 4,4 | 4,7 | 20,3 | * |
| Joghurt fettarm, 1,5% Fett | 150 | 66 | 273 | 5,1 | 2,3 | 6,2 | 0 |
| Kakaotrunk[b] aus Magermilch | 200 | 104 | 438 | 7,0 | 0,6 | 17,8 | * |
| Kondensmilch, 4% Fett | 10 | 13 | 53 | 0,9 | 0,4 | 1,3 | 0 |
| 10% Fett | 10 | 18 | 74 | 0,9 | 1,1 | 1,2 | 0 |
| gezuckert, 8% Fett | 10 | 32 | 135 | 0,8 | 0,9 | 5,2 | 0 |
| Molke süß | 200 | 48 | 200 | 1,6 | 0,4 | 9,4 | 0 |
| Sahne, 30% Fett, Schlagsahne | 30 | 93 | 387 | 0,8 | 9,5 | 1,0 | 0 |
| Saure Sahne (Rahm) | 30 | 35 | 147 | 0,9 | 3,0 | 1,1 | 0 |
| Saure Sahne, extra | 30 | 56 | 235 | 0,8 | 5,4 | 0,2 | 0 |
| Schmand, 24% Fett | 30 | 72 | 300 | 0,8 | 7,2 | 1,0 | 0 |
| Crème fraîche, 40% Fett | 30 | 113 | 475 | 0,6 | 12,0 | 0,8 | 0 |
| Trockenmilchpulver, Vollm. | 20 | 148 | 619 | 7,7 | 8,1 | 11,1 | 0 |
| Magermilch | 20 | 104 | 437 | 10,6 | 0,3 | 14,8 | 0 |
| **Käse** | | | | | | | |
| 1. Frischkäse | | | | | | | |
| Doppelrahmkäse, 60% F. i.Tr. | 30 | 86 | 359 | 1,4 | 8,4 | 1,2 | 0 |

[a] = Trink- oder H-Milch [b] = variabel, je nach Zuckerzusatz

| Mineralstoffe je Portion | | | | | | Vitamine je Portion | | | | | |
|---|---|---|---|---|---|---|---|---|---|---|---|
| Natrium | Kalium | Calcium | Phosphor | Magnesium | Eisen | A (Retinol-Ä.) | E (Tocopherol-Ä.) | $B_1$ (Thiamin) | $B_2$ (Riboflavin) | $B_6$ (Pyridoxin) | C (Ascorbinsäure) |
| mg | mg | mg | mg | mg | mg | µg | mg | mg | mg | mg | mg |
| | | | | | | | | | | | |
| | | | | | | | | | | | |
| 13 | 47 | 31 | 15 | 4 | 0,1 | 69 | 0,2 | 0,02 | 0,04 | 0,01 | 4 |
| 96 | 282 | 240 | 184 | 24 | 0,1 | 62 | 0,2 | 0,08 | 0,36 | 0,10 | 4 |
| 98 | 310 | 246 | 188 | 24 | 0,1 | 26 | + | 0,08 | 0,36 | 0,10 | 4 |
| 100 | 300 | 250 | 192 | 28 | 0,1 | 4 | + | 0,08 | 0,38 | 0,10 | 2 |
| 96 | 314 | 240 | 184 | 24 | 0,1 | 66 | 0,2 | 0,08 | 0,36 | 0,10 | 4 |
| | | | | | | | | | | | |
| 114 | 294 | 218 | 180 | 32 | 0,2 | 18 | + | 0,06 | 0,32 | 0,08 | 2 |
| 96 | 314 | 240 | 204 | 24 | 0,2 | 62 | 0,2 | 0,08 | 0,36 | 0,10 | 4 |
| 100 | 300 | 250 | 192 | 28 | 0,2 | 4 | + | 0,08 | 0,38 | 0,10 | 2 |
| 72 | 236 | 180 | 204 | 18 | 0,2 | 47 | 0,2 | 0,08 | 0,27 | 0,10 | 4 |
| 60 | 195 | 150 | 135 | 15 | + | 30 | 0,2 | 0,05 | 0,23 | 0,06 | 3 |
| 74 | 310 | 185 | 141 | 18 | 0,2 | 20 | + | 0,08 | 0,27 | 0,10 | 4 |
| 100 | 340 | 240 | 220 | 24 | 0,6 | * | * | 0,08 | 0,36 | 0,10 | 2 |
| 14 | 45 | 34 | 26 | 4 | <0,1 | 3 | <0,1 | <0,01 | 0,04 | 0,01 | <1 |
| 12 | 42 | 31 | 25 | 3 | <0,1 | 6 | <0,1 | 0,01 | 0,04 | 0,01 | <1 |
| 9 | 36 | 24 | 24 | 3 | <0,1 | 9 | <0,1 | 0,01 | 0,03 | <0,01 | <1 |
| 90 | 258 | 136 | 86 | 2 | 0,2 | 6 | + | 0,08 | 0,30 | 0,08 | 2 |
| 10 | 34 | 24 | 19 | 3 | + | 83 | 0,2 | <0,01 | 0,05 | 0,01 | <1 |
| 17 | 47 | 33 | 26 | 4 | <0,1 | * | 0,2 | 0,01 | 0,05 | <0,01 | <1 |
| 16 | 43 | 30 | 24 | 3 | <0,1 | * | 0,2 | 0,01 | 0,05 | <0,01 | <1 |
| 15 | 40 | 28 | 22 | 3 | <0,1 | * | 0,2 | 0,01 | 0,04 | <0,01 | <1 |
| 12 | 32 | 22 | 18 | 2 | + | * | 0,3 | <0,01 | 0,03 | <0,01 | <1 |
| 74 | 232 | 186 | 142 | 22 | 0,1 | 51 | * | 0,05 | 0,28 | 0,04 | 2 |
| 111 | 316 | 252 | 193 | 24 | 0,2 | 2 | + | 0,07 | 0,44 | 0,06 | <1 |
| | | | | | | | | | | | |
| | | | | | | | | | | | |
| 120 | 29 | 24 | 39 | 2 | + | 93 | * | 0,01 | 0,06 | 0,02 | 0 |

* = es liegen keine Daten vor   + = in Spuren   < = weniger als

| **Lebensmittel** (verzehrbarer Anteil) | Portionsgröße | Energie und Nährstoffe je Portion | | | | | |
|---|---|---|---|---|---|---|---|
| | | Kilokalorien | Kilojoule | Eiweiß | Fett | verwertbare Kohlenhydrate | Ballaststoffe |
| | g | kcal | kJ | g | g | g | g |
| Feta, 45% Fett i.Tr. | 30 | 71 | 298 | 5,1 | 5,6 | + | 0 |
| Körniger Frischkäse, | | | | | | | |
| 20% Fett i.Tr. | 50 | 40 | 168 | 6,8 | 1,5 | + | 0 |
| Schichtkäse, 10% Fett i.Tr. | 50 | 40 | 167 | 5,8 | 1,0 | 1,9 | 0 |
| Speisequark, 40% Fett i.Tr. | 50 | 80 | 335 | 5,6 | 5,7 | 1,7 | 0 |
| Speisequark, 20% Fett i.Tr. | 50 | 51 | 212 | 5,3 | 2,6 | 1,7 | 0 |
| Speisequark, mager | 50 | 36 | 152 | 6,8 | 0,2 | 2,0 | 0 |
| Fruchtquark, 20% Fett i.Tr.[b] | 50 | 62 | 260 | 5,0 | 1,9 | 6,4 | 0 |
| 2. Hartkäse, Schmelzkäse, Schnittkäse und Weichkäse | | | | | | | |
| Brie, 50% Fett i.Tr. | 30 | 94 | 394 | 6,3 | 7,7 | + | 0 |
| Camembert, 60% Fett i.Tr. | 30 | 110 | 459 | 5,0 | 10,0 | + | 0 |
| 30% Fett i.Tr. | 30 | 62 | 259 | 6,8 | 3,8 | + | 0 |
| Chester (Cheddar), 50% | 30 | 118 | 494 | 7,6 | 9,7 | + | 0 |
| Edamer, 45% Fett i.Tr. | 30 | 98 | 408 | 7,2 | 7,6 | + | 0 |
| 30% Fett i.Tr. | 30 | 76 | 318 | 8,2 | 4,8 | + | 0 |
| Edelpilzkäse, 50% Fett i.Tr. | 30 | 106 | 441 | 6,3 | 8,9 | + | 0 |
| Emmentaler, 45% Fett i.Tr. | 30 | 116 | 484 | 8,7 | 9,0 | + | 0 |
| Gouda, 45% Fett i.Tr. | 30 | 110 | 454 | 7,4 | 8,8 | + | 0 |
| Harzer, Korbkäse, | | | | | | | |
| Mainzer Handkäse | 30 | 38 | 159 | 9,0 | 0,2 | + | * |
| Limburger, 40% Fett i.Tr. | 30 | 81 | 339 | 7,0 | 5,9 | + | 0 |
| Parmesan, 32% Fett i.Tr. | 30 | 107 | 447 | 11,6 | 6,8 | + | 0 |
| Romadur, 30% Fett i.Tr. | 30 | 68 | 284 | 7,4 | 4,2 | + | 0 |
| 20% Fett i.Tr. | 30 | 56 | 234 | 7,9 | 2,7 | + | 0 |
| Schmelzkäse, 45% Fett i.Tr. | 30 | 79 | 331 | 4,3 | 6,9 | + | 0 |
| 30% Fett i.Tr. | 30 | 63 | 262 | 4,5 | 4,2 | 1,7 | 0 |
| Tilsiter, 45% Fett i.Tr. | 30 | 98 | 408 | 7,2 | 7,6 | + | 0 |
| 30% Fett i.Tr. | 30 | 76 | 318 | 8,2 | 4,8 | + | 0 |
| Trappistenkäse, 45% Fett i.Tr. | 30 | 102 | 429 | 7,5 | 8,0 | + | 0 |

[a] = variabel, je nach Salz-Zusatz [b] = variabel, je nach Zuckerzusatz

| Mineralstoffe je Portion | | | | | | Vitamine je Portion | | | | | |
|---|---|---|---|---|---|---|---|---|---|---|---|
| Natrium | Kalium | Calcium | Phosphor | Magnesium | Eisen | A (Retinol-Ä.) | E (Tocopherol-Ä.) | $B_1$ (Thiamin) | $B_2$ (Riboflavin) | $B_6$ (Pyridoxin) | C (Ascorbinsäure) |
| mg | mg | mg | mg | mg | mg | µg | mg | mg | mg | mg | mg |
| 390[a] | 45 | 135 | 111 | 8 | 0,1 | 63 | 0,2 | 0,01 | 0,09 | 0,03 | 0 |
| | | | | | | | | | | | |
| 115 | 44 | 50 | 75 | 5 | 0,1 | 15 | * | 0,02 | 0,14 | 0,03 | * |
| 20 | 65 | 60 | 95 | 6 | 0,1 | 10 | 0,1 | 0,02 | 0,15 | 0,03 | 0 |
| 17 | 41 | 48 | 94 | 5 | 0,2 | 50 | 0,2 | 0,02 | 0,12 | 0,04 | <1 |
| 18 | 44 | 43 | 83 | 6 | 0,2 | 22 | <0,1 | 0,02 | 0,14 | 0,05 | <1 |
| 20 | 48 | 46 | 80 | 6 | 0,2 | 1 | <0,1 | 0,02 | 0,16 | 0,05 | <1 |
| 15 | 50 | 35 | 75 | 4 | 0,1 | * | 0,1 | 0,02 | 0,14 | 0,02 | 1 |
| | | | | | | | | | | | |
| 351[a] | 45 | 120 | 56 | 6 | 0,1 | 84 | 0,2 | 0,01 | 0,16 | 0,05 | 0 |
| 290[a] | 36 | 120 | 93 | 9 | 0,1 | 111 | 0,3 | 0,01 | 0,12 | 0,04 | 0 |
| 270[a] | 36 | 180 | 162 | 6 | 0,1 | 42 | 0,1 | 0,01 | 0,17 | 0,05 | 0 |
| 210 | 31 | 216 | 150 | 8 | 0,1 | 108 | 0,3 | 0,01 | 0,13 | 0,03 | 0 |
| 180[a] | 20 | 203 | 120 | 11 | 0,2 | 84 | 0,2 | 0,01 | 0,09 | 0,02 | 0 |
| 240[a] | 29 | 240 | 168 | 18 | 0,1 | 54 | 0,2 | 0,01 | 0,11 | 0,02 | 0 |
| 470[a] | 30 | 180 | 120 | 15 | 0,1 | 129 | 0,4 | 0,01 | 0,12 | 0,04 | 0 |
| 135[a] | 30 | 306 | 191 | 10 | 0,1 | 99 | 0,1 | 0,01 | 0,10 | 0,03 | <1 |
| 260[a] | 23 | 240 | 133 | 8 | 0,1 | 75 | 0,2 | 0,01 | 0,09 | 0,02 | 0 |
| | | | | | | | | | | | |
| 456[a] | 30 | 38 | 81 | 5 | 0,1 | 3 | + | 0,01 | 0,11 | 0,01 | 0 |
| 390[a] | 38 | 160 | 75 | 6 | 0,1 | 66 | 0,2 | 0,02 | 0,11 | 0,03 | 0 |
| 210[a] | 39 | 354 | 222 | 12 | 0,1 | 75 | 0,2 | 0,01 | 0,15 | 0,03 | 0 |
| 369 | 35 | 111 | 95 | 6 | 0,1 | 48 | 0,1 | 0,02 | 0,11 | 0,03 | 0 |
| 240 | 30 | 134 | 98 | 8 | 0,1 | 30 | * | 0,02 | 0,12 | 0,03 | 0 |
| 375[a] | 20 | 164 | 283 | 9 | 0,3 | 75 | * | 0,01 | 0,11 | 0,02 | * |
| 330 | 60 | 180 | 270 | 9 | 0,3 | 45 | 0,1 | 0,01 | 0,11 | 0,02 | 0 |
| 232[a] | 18 | 257 | 150 | 9 | 0,1 | 84 | 0,2 | 0,01 | 0,11 | 0,02 | 0 |
| 300[a] | 30 | 255 | 171 | 12 | 0,1 | 54 | 0,2 | 0,02 | 0,12 | 0,02 | 0 |
| 180 | 30 | 225 | 150 | 11 | 0,1 | 90 | 0,2 | 0,01 | 0,11 | 0,02 | 0 |

* = es liegen keine Daten vor + = in Spuren < = weniger als

| Lebensmittel (verzehrbarer Anteil) | Portionsgröße | Energie und Nährstoffe je Portion | | | | | |
|---|---|---|---|---|---|---|---|
| | | Kilokalorien | Kilojoule | Eiweiß | Fett | verwertbare Kohlenhydrate | Ballaststoffe |
| | g | kcal | kJ | g | g | g | g |
| Ziegenkäse, 45% Fett i.Tr. | 30 | 84 | 352 | 6,3 | 6,5 | + | 0 |
| 48% Fett i.Tr. | 30 | 99 | 413 | 6,5 | 8,1 | + | 0 |
| **Eier und Trockeneipulver** | | | | | | | |
| 1 Hühnerei, 58 g (Gew.-Kl.4)[c] | 58 | 84 | 351 | 6,7 | 6,2 | 0,3 | 0 |
| 48 g (Gew.-Kl.6)[d] | 48 | 70 | 291 | 5,5 | 5,2 | 0,2 | 0 |
| 1 Eidotter, mittelgroß, 19 g | 19 | 68 | 283 | 3,1 | 6,1 | 0,1 | 0 |
| 1 Eiweiß, mittelgroß, 33 g | 33 | 16 | 67 | 3,6 | 0,1 | 0,2 | 0 |
| **Fette und Öle** | | | | | | | |
| **Tierische Fette und Öle** | | | | | | | |
| Butter (Süß- und Sauerrahm) | 10 | 75 | 316 | 0,1 | 8,3 | 0,1 | 0 |
| halbfett | 10 | 39 | 161 | 0,5 | 4,1 | <0,1 | 0 |
| Gänseschmalz | 10 | 90 | 375 | + | 10,0 | 0 | 0 |
| Lebertran | 10 | 90 | 376 | 0 | 10,0 | 0 | 0 |
| Schweineschmalz | 10 | 90 | 376 | <0,1 | 10,0 | 0 | 0 |
| **Pflanzliche Fette und Öle** | | | | | | | |
| Erdnußpaste (Erdnußmus) | 10 | 61 | 256 | 2,6 | 4,8 | 1,9 | * |
| Kokosfett, gereinigt | 10 | 89 | 374 | 0,1 | 10,0 | + | 0 |
| Leinöl | 10 | 90 | 375 | 0 | 10,0 | 0 | 0 |
| Maiskeimöl | 10 | 90 | 376 | 0 | 10,0 | 0 | 0 |
| Margarine | 10 | 72 | 302 | <0,1 | 8,0 | <0,1 | 0 |
| Halbfettmargarine | 10 | 37 | 154 | 0 | 4,0 | <0,1 | (0) |
| Olivenöl | 10 | 90 | 375 | 0 | 10,0 | <0,1 | 0 |
| Safloröl (Distelöl) | 10 | 90 | 376 | 0 | 10,0 | 0 | 0 |
| Sojaöl | 10 | 90 | 376 | 0 | 10,0 | 0 | 0 |
| Sonnenblumenöl | 10 | 90 | 376 | 0 | 10,0 | 0 | 0 |
| Mayonnaise, 80% Fett | 10 | 73 | 304 | 0,1 | 7,9 | 0,3 | 0 |

[a] = je nach Höhe der Vitaminierung [c] = Schalenanteil 6 g [d] = Schalenanteil 5 g

| Mineralstoffe je Portion | | | | | | Vitamine je Portion | | | | | |
|---|---|---|---|---|---|---|---|---|---|---|---|
| Natrium | Kalium | Calcium | Phosphor | Magnesium | Eisen | A (Retinol-Ä.) | E (Tocopherol-Ä.) | $B_1$ (Thiamin) | $B_2$ (Riboflavin) | $B_6$ (Pyridoxin) | C (Ascorbinsäure) |
| mg | mg | mg | mg | mg | mg | µg | mg | mg | mg | mg | mg |
| 240 | 69 | 129 | 120 | 8 | 0,1 | 75 | * | 0,02 | 0,15 | 0,06 | * |
| 180 | 87 | 210 | 150 | 13 | 0,2 | 99 | * | 0,02 | 0,09 | 0,01 | * |
| | | | | | | | | | | | |
| 84 | 85 | 30 | 125 | 7 | 1,2 | 105 | 0,4 | 0,07 | 0,18 | 0,06 | + |
| 69 | 70 | 26 | 97 | 6 | 1,0 | 88 | 0,3 | 0,06 | 0,15 | 0,05 | + |
| 10 | 26 | 27 | 108 | 3 | 1,4 | 105 | 0,4 | 0,06 | 0,08 | 0,06 | 0 |
| 56 | 49 | 4 | 7 | 4 | 0,1 | + | 0 | 0,01 | 0,11 | + | + |
| | | | | | | | | | | | |
| | | | | | | | | | | | |
| 1 | 2 | 1 | 2 | <1 | <0,1 | 65 | 0,2 | <0,01 | <0,01 | <0,01 | + |
| ca.1 | ca.1 | ca.2 | ca.2 | <1 | <0,1 | * | 0,1 | <0,01 | <0,01 | * | * |
| * | * | * | * | * | * | * | * | * | * | * | * |
| + | <1 | * | * | * | * | 2600 | 0,3 | * | 0 | * | * |
| <1 | <1 | + | <1 | + | <0,1 | 0 | 0,2 | 0 | 0 | * | 0 |
| | | | | | | | | | | | |
| 12 | 82 | 7 | 39 | * | 0,2 | * | * | 0,01 | 0,01 | * | 0 |
| <1 | <1 | <1 | <1 | + | + | + | 0,1 | 0 | 0 | * | * |
| * | * | * | * | * | * | * | 0,5 | * | * | * | * |
| <1 | <1 | 2 | * | * | 0,1 | 2 | 3,1 | * | * | * | * |
| 10 | 1 | 1 | 1 | 1 | + | 61[a] | 1,4 | + | + | * | + |
| 39 | <1 | <1 | 1 | <1 | 0,1 | 50 | 0,1 | * | * | * | * |
| <1 | + | <1 | * | * | <0,1 | 12 | 1,3 | 0 | 0 | 0 | 0 |
| * | * | * | * | * | * | * | 2,9 | * | * | * | * |
| * | * | * | * | * | * | 58 | 2,9 | * | * | * | * |
| * | <1 | * | * | * | * | <1 | 5,0 | * | * | * | * |
| 48 | 2 | 2 | 3 | <1 | 0,1 | 8 | 1,5 | <0,01 | <0,01 | <0,01 | 0 |

* = es liegen keine Daten vor  + = in Spuren  < = weniger als  (0) praktisch nicht vorhanden

| Lebensmittel (verzehrbarer Anteil) | Portionsgröße | Energie und Nährstoffe je Portion | | | | | |
|---|---|---|---|---|---|---|---|
| | | Kilokalorien | Kilojoule | Eiweiß | Fett | verwertbare Kohlenhydrate | Ballaststoffe |
| | g | kcal | kJ | g | g | g | g |
| **Fisch und andere See- und Meerestiere** | | | | | | | |
| **Seefische** | | | | | | | |
| Heilbutt | 100 | 101 | 423 | 20,1 | 2,3 | + | (0) |
| Hering | 100 | 193 | 808 | 8,2 | 17,8 | + | (0) |
| Kabeljau (Dorsch) | 100 | 73 | 306 | 17,4 | 0,4 | + | (0) |
| Makrele | 100 | 180 | 751 | 18,8 | 11,6 | + | (0) |
| Rotbarsch (Goldbarsch) | 100 | 105 | 440 | 18,2 | 3,6 | + | (0) |
| Sardine | 100 | 124 | 520 | 19,4 | 5,2 | + | (0) |
| Schellfisch | 100 | 77 | 322 | 17,9 | 0,6 | + | (0) |
| Scholle | 100 | 86 | 358 | 17,1 | 1,9 | + | (0) |
| Seelachs (Köhler) | 100 | 80 | 336 | 18,3 | 0,8 | + | (0) |
| Seezunge | 100 | 83 | 346 | 17,5 | 1,4 | + | (0) |
| **Sonstige Kaltblüter** | | | | | | | |
| Austern | 100 | 47 | 196 | 9,0 | 1,2 | + | (0) |
| Garnele (Speisekrabbe) | 100 | 87 | 364 | 18,6 | 1,4 | + | (0) |
| Hummer | 100 | 81 | 338 | 15,9 | 1,9 | + | (0) |
| Krebs (Flußkrebs) | 100 | 65 | 270 | 15,0 | 0,5 | + | (0) |
| Miesmuschel | 100 | 51 | 213 | 9,8 | 1,3 | + | (0) |
| Tintenfisch | 100 | 68 | 286 | 15,3 | 0,8 | + | (0) |
| **Süßwasserfische** | | | | | | | |
| Aal, Flußaal | 100 | 281 | 1174 | 15,0 | 24,5 | + | (0) |
| Felchen (Renke) | 100 | 100 | 418 | 17,8 | 3,2 | + | (0) |
| Forelle (Bachforelle) | 100 | 102 | 428 | 19,5 | 2,7 | + | (0) |
| Hecht | 100 | 82 | 342 | 18,4 | 0,9 | + | (0) |
| Karpfen | 100 | 115 | 482 | 18,0 | 4,8 | + | (0) |
| Lachs | 100 | 202 | 845 | 19,9 | 13,6 | + | (0) |
| Zander | 100 | 83 | 348 | 19,2 | 0,7 | + | (0) |
| **Fischdauerwaren** | | | | | | | |
| Brathering | 100 | 204 | 854 | 16,8 | 15,2 | + | (0) |

(0) = praktisch nicht vorhanden

| Mineralstoffe je Portion | | | | | | Vitamine je Portion | | | | | |
|---|---|---|---|---|---|---|---|---|---|---|---|
| Natrium | Kalium | Calcium | Phosphor | Magnesium | Eisen | A (Retinol-Ä.) | E (Tocopherol-Ä.) | $B_1$ (Thiamin) | $B_2$ (Riboflavin) | $B_6$ (Pyridoxin) | C (Ascorbin-säure) |
| mg | mg | mg | mg | mg | mg | µg | mg | mg | mg | mg | mg |
| | | | | | | | | | | | |
| 67 | 446 | 14 | 202 | 28 | 0,6 | 32 | 0,9 | 0,08 | 0,07 | 0,42 | * |
| 120 | 315 | 35 | 250 | * | 1,1 | 40 | * | 0,05 | 0,25 | * | + |
| 85 | 350 | 11 | 190 | 19 | 0,5 | * | * | 0,05 | 0,05 | * | 2 |
| 95 | 396 | 12 | 238 | 28 | 1,0 | 100 | 1,6 | 0,14 | 0,35 | 0,63 | + |
| 80 | 308 | 22 | 201 | 29 | 0,7 | 12 | 1,3 | 0,11 | 0,08 | * | 1 |
| 100 | * | 85 | 258 | 24 | 2,5 | 20 | * | 0,02 | 0,25 | 0,97 | * |
| 116 | 301 | 18 | 176 | 24 | 0,6 | 17 | 0,4 | 0,05 | 0,17 | * | * |
| 104 | 311 | 61 | 198 | 22 | 0,9 | 3 | * | 0,21 | 0,22 | 0,22 | 2 |
| 81 | 374 | 14 | 300 | * | 1,0 | 10 | * | 0,09 | 0,35 | * | * |
| 100 | 309 | 29 | 195 | 49 | 0,8 | + | * | 0,06 | 0,10 | * | 0 |
| | | | | | | | | | | | |
| 289 | 184 | 82 | 157 | 40 | 5,8 | 93 | 0,9 | 0,16 | 0,20 | 0,22 | + |
| 146 | 266 | 92 | 224 | 67 | 1,8 | 2 | * | 0,05 | 0,03 | 0,13 | 2 |
| 270 | 220 | 61 | 234 | 22 | 1,0 | 0 | 1,5 | 0,13 | 0,09 | 1,18 | 5 |
| 253 | 254 | 43 | 224 | * | 2,0 | * | * | 0,15 | 0,10 | * | * |
| 290 | 277 | 27 | 250 | 36 | 5,1 | 54 | 0,8 | 0,16 | 0,22 | 0,08 | 3 |
| 387 | 273 | 29 | 143 | * | 0,8 | * | * | 0,07 | 0,05 | * | * |
| | | | | | | | | | | | |
| 65 | 217 | 17 | 223 | 21 | 0,6 | 980 | * | 0,18 | 0,32 | 0,28 | 2 |
| 36 | 318 | 60 | 290 | 30 | 0,5 | 21 | 2,0 | * | * | * | * |
| 63 | 413 | 12 | 242 | 27 | 0,4 | 45 | * | 0,08 | 0,08 | * | * |
| 75 | 304 | 20 | 215 | 25 | 0,6 | 15 | 0,7 | 0,09 | 0,06 | 0,15 | * |
| 30 | 387 | 63 | 247 | 51 | 0,7 | 44 | 0,5 | 0,07 | 0,05 | 0,15 | 1 |
| 51 | 371 | 43 | 266 | 29 | 1,0 | 41 | 1,7 | 0,18 | 0,16 | 0,98 | 1 |
| 24 | 377 | 49 | 194 | 50 | 0,8 | * | * | 0,16 | 0,25 | * | 1 |
| | | | | | | | | | | | |
| 569 | 182 | 36 | 240 | * | 1,1 | 20 | * | 0,01 | 0,13 | * | 0 |

* = es liegen keine Daten vor     + = in Spuren     < = weniger als

| Lebensmittel (verzehrbarer Anteil) | Portionsgröße | Energie und Nährstoffe je Portion | | | | | |
|---|---|---|---|---|---|---|---|
| | | Kilokalorien | Kilojoule | Eiweiß | Fett | verwertbare Kohlenhydrate | Ballaststoffe |
| | g | kcal | kJ | g | g | g | g |
| Bückling | 100 | 224 | 938 | 21,2 | 15,5 | + | (0) |
| Hering, mariniert | 100 | 210 | 879 | 16,5 | 16,0 | + | (0) |
| in Gelee | 100 | 164 | 687 | 12,7 | 12,6 | + | (0) |
| Krabben in Dosen | 50 | 46 | 193 | 8,7 | 1,3 | + | (0) |
| Lachs, geräuchert | 50 | 144 | 604 | 14,3 | 9,7 | + | (0) |
| Makrele, geräuchert | 100 | 222 | 930 | 20,7 | 15,5 | + | (0) |
| Matjeshering | 100 | 267 | 1119 | 16,0 | 22,6 | + | (0) |
| Ölsardinen in Dosen | 50 | 111 | 463 | 12,1 | 7,0 | + | (0) |
| Rotbarsch, geräuchert | 100 | 145 | 605 | 23,8 | 5,5 | + | (0) |
| Salzhering | 100 | 218 | 911 | 19,8 | 15,4 | + | (0) |
| Schellfisch, geräuchert | 100 | 93 | 389 | 22,1 | 0,5 | + | (0) |
| Schillerlocken | 100 | 302 | 1264 | 21,3 | 24,1 | + | (0) |
| Seeaal, geräuchert | 100 | 167 | 700 | 26,1 | 7,0 | + | (0) |
| Seelachs, geräuchert | 100 | 98 | 412 | 22,8 | 0,8 | + | (0) |
| Thunfisch in Öl (ganzer Inh.) | 50 | 142 | 593 | 11,9 | 10,5 | + | (0) |
| **Fleisch und Geflügel** | | | | | | | |
| **Geflügel** | | | | | | | |
| Ente | 100 | 227 | 951 | 18,1 | 17,2 | + | (0) |
| Gans | 100 | 342 | 1430 | 15,7 | 31,0 | + | (0) |
| Huhn, Brathuhn | 100 | 166 | 695 | 19,9 | 9,6 | + | (0) |
| Brust, mit Haut | 100 | 145 | 605 | 22,2 | 6,2 | + | (0) |
| Keule (Schlegel), mit Haut | 100 | 174 | 726 | 18,2 | 11,2 | + | (0) |
| Suppenhuhn | 100 | 257 | 1074 | 18,5 | 20,3 | + | (0) |
| Hühnerleber | 100 | 136 | 567 | 22,1 | 4,7 | 1,2 | (0) |
| Puter (Truth.), ausgew. Tiere | 100 | 212 | 886 | 19,2 | 15,0 | + | (0) |
| Brust, ohne Haut | 100 | 105 | 441 | 24,1 | 1,0 | + | (0) |
| Keule, ohne Haut | 100 | 114 | 479 | 20,5 | 3,6 | + | (0) |
| Jungtiere (Babyputer) | 100 | 151 | 631 | 22,4 | 6,8 | + | (0) |

(0) = praktisch nicht vorhanden

| Mineralstoffe je Portion | | | | | | Vitamine je Portion | | | | | |
|---|---|---|---|---|---|---|---|---|---|---|---|
| Natrium | Kalium | Calcium | Phosphor | Magnesium | Eisen | A (Retinol-Ä.) | E (Tocopherol-Ä.) | $B_1$ (Thiamin) | $B_2$ (Riboflavin) | $B_6$ (Pyridoxin) | C (Ascorbin-säure) |
| mg | mg | mg | mg | mg | mg | µg | mg | mg | mg | mg | mg |
| 689 | 343 | 35 | 256 | 32 | 1,1 | 28 | 1,2 | 0,04 | 0,25 | 0,50 | 0 |
| 1030 | 74 | 38 | 149 | 12 | * | 33 | 1,5 | 0,05 | 0,21 | 0,15 | * |
| 837 | 126 | * | * | * | * | * | * | * | * | * | * |
| 178 | 142 | 23 | 91 | 24 | 0,4 | 9 | 0,6 | 0,04 | 0,04 | 0,18 | + |
| 32 | 238 | 12 | 154 | 19 | 0,5 | 45 | 0,4 | 0,10 | 0,90 | * | * |
| 261 | 275 | 5 | 240 | 33 | 1,2 | 60 | 1,6 | 0,14 | 0,35 | 0,50 | 0 |
| 2500 | 235 | 43 | 200 | 35 | 1,3 | * | * | * | * | * | * |
| 183 | 194 | 165 | 217 | * | 1,4 | 25 | * | 0,02 | 0,15 | 0,11 | 0 |
| 550 | 367 | 25 | 230 | * | 4,7 | * | * | * | * | * | * |
| 5930 | 240 | 112 | 341 | 39 | 2,0 | 48 | * | 0,04 | 0,29 | 0,22 | 0 |
| 557 | 300 | 20 | 262 | 25 | 1,0 | + | * | 0,05 | 0,10 | * | + |
| 623 | 58 | 18 | 230 | 28 | 1,1 | * | * | * | * | * | * |
| 626 | 311 | 20 | 260 | 34 | 0,8 | * | * | * | * | * | * |
| 648 | 398 | 20 | 160 | * | 0,9 | 9 | * | 0,03 | 0,20 | * | * |
| 145 | 124 | 4 | 147 | 14 | 0,6 | 185 | * | 0,03 | 0,03 | 0,13 | 0 |
| | | | | | | | | | | | |
| 38 | 292 | 11 | 187 | * | 2,1 | * | * | 0,30 | 0,20 | * | 7 |
| 86 | 420 | 12 | 184 | 23 | 1,9 | 65 | * | 0,12 | 0,26 | 0,58 | * |
| 83 | 359 | 12 | 200 | 37 | 1,8 | 10 | 0,1 | 0,08 | 0,16 | 0,50 | 3 |
| 66 | 264 | 14 | 212 | * | 1,1 | * | 0,3 | 0,07 | 0,09 | * | 0 |
| 95 | 250 | 15 | 188 | * | 1,8 | * | * | 0,10 | 0,24 | * | 0 |
| * | 190 | 11 | 178 | * | 1,4 | 260 | * | 0,06 | 0,17 | * | * |
| 68 | 218 | 18 | 240 | 13 | 7,4 | 12800 | 0,4 | 0,32 | 2,49 | 0,8 | 28 |
| 63 | 300 | 25 | 226 | 27 | 1,4 | 13 | 2,5 | 0,10 | 0,18 | * | * |
| 46 | 333 | * | * | 20 | 1,0 | * | 0,9 | 0,05 | 0,08 | 0,46 | * |
| 86 | 289 | * | * | 17 | 2,0 | * | 1,2 | 0,09 | 0,18 | * | * |
| 66 | 315 | 26 | 238 | 28 | 1,5 | + | 1,9 | 0,08 | 0,14 | * | * |

* = es liegen keine Daten vor    + = in Spuren

| Lebensmittel (verzehrbarer Anteil) | Portionsgröße | Energie und Nährstoffe je Portion | | | | | |
|---|---|---|---|---|---|---|---|
| | | Kilokalorien | Kilojoule | Eiweiß | Fett | verwertbare Kohlenhydrate | Ballaststoffe |
| | g | kcal | kJ | g | g | g | g |
| **Hammel- und Lammfleisch** | | | | | | | |
| Muskelfleisch (ohne Fett) | 100 | 112 | 469 | 20,4 | 3,4 | + | (0) |
| Brust | 100 | 381 | 1594 | 12,0 | 37,0 | + | (0) |
| Filet | 100 | 112 | 469 | 20,4 | 3,4 | + | (0) |
| Keule (Schlegel) | 100 | 234 | 979 | 18,0 | 18,0 | + | (0) |
| Kotelett | 100 | 348 | 1454 | 14,9 | 32,0 | + | (0) |
| Lende | 100 | 194 | 810 | 18,7 | 13,2 | + | (0) |
| Schnitzel | 100 | 131 | 549 | 19,1 | 6,1 | + | (0) |
| Leber | 100 | 133 | 556 | 21,2 | 4,0 | 3,0 | (0) |
| Zunge | 100 | 194 | 812 | 13,5 | 14,8 | 1,7 | (0) |
| **Kalbfleisch** | | | | | | | |
| Muskelfleisch (ohne Fett) | 100 | 95 | 397 | 21,9 | 0,8 | + | (0) |
| Brust | 100 | 131 | 549 | 18,6 | 6,3 | + | (0) |
| Filet | 100 | 95 | 397 | 20,6 | 1,4 | + | (0) |
| Haxe | 100 | 98 | 410 | 20,9 | 1,6 | + | (0) |
| Keule (Schlegel) | 100 | 97 | 407 | 20,7 | 1,6 | + | (0) |
| Kotelett | 100 | 112 | 470 | 21,1 | 3,1 | + | (0) |
| Schnitzel | 100 | 99 | 414 | 20,7 | 1,8 | + | (0) |
| Bries | 100 | 99 | 416 | 17,2 | 3,4 | 0 | (0) |
| Leber | 100 | 130 | 543 | 19,2 | 4,1 | 4,0 | (0) |
| Lunge | 100 | 90 | 376 | 17,5 | 2,2 | + | (0) |
| Niere | 100 | 128 | 534 | 16,7 | 6,4 | 0,8 | (0) |
| Zunge | 100 | 128 | 535 | 17,1 | 6,2 | 0,9 | (0) |
| **Rindfleisch** | | | | | | | |
| Muskelfleisch (ohne Fett) | 100 | 105 | 439 | 21,3 | 1,7 | 1,1 | (0) |
| Filet | 100 | 121 | 505 | 21,2 | 4,0 | + | (0) |
| Hochrippe (dicke Rippe, Rostbr.) | 100 | 161 | 673 | 20,2 | 8,9 | + | (0) |
| Kamm (Hals) | 100 | 150 | 628 | 19,3 | 8,1 | + | (0) |

(0) = praktisch nicht vorhanden

| Mineralstoffe je Portion | | | | | | Vitamine je Portion | | | | | |
|---|---|---|---|---|---|---|---|---|---|---|---|
| Natrium | Kalium | Calcium | Phosphor | Magnesium | Eisen | A (Retinol-Ä.) | E (Tocopherol-Ä.) | $B_1$ (Thiamin) | $B_2$ (Riboflavin) | $B_6$ (Pyridoxin) | C (Ascorbinsäure) |
| mg | mg | mg | mg | mg | mg | µg | mg | mg | mg | mg | mg |
| | | | | | | | | | | | |
| 94 | 289 | 12 | 162 | 19 | 1,8 | 0 | 0,3 | 0,18 | 0,25 | * | 0 |
| 93 | 294 | 9 | 155 | * | 2,3 | 0 | * | 0,14 | 0,19 | * | 0 |
| 94 | 289 | 12 | 162 | 19 | 1,8 | 0 | 0,4 | 0,18 | 0,25 | * | 0 |
| 78 | 380 | 10 | 213 | 23 | 2,7 | 0 | 0,5 | 0,16 | 0,22 | 0,29 | 0 |
| 90 | 345 | 9 | 138 | 14 | 2,2 | 0 | 0,6 | 0,13 | 0,18 | 0,33 | 0 |
| 75 | 295 | 9 | 140 | * | 2,0 | 0 | * | 0,16 | 0,23 | * | 0 |
| 80 | 417 | * | * | * | 2,0 | 0 | * | * | * | * | 0 |
| 95 | 282 | 4 | 364 | 14 | 12,4 | 9500 | * | 0,36 | 3,33 | 0,37 | 31 |
| 105 | 277 | 19 | 119 | * | 3,1 | + | * | 0,08 | 0,28 | * | 7 |
| | | | | | | | | | | | |
| 94 | 358 | 13 | 198 | 16 | 2,1 | + | * | 0,14 | 0,27 | 0,40 | * |
| 105 | 329 | 11 | 237 | * | 3,0 | + | * | 0,14 | 0,24 | * | 1 |
| 95 | 348 | 12 | 200 | * | * | + | * | 0,15 | 0,30 | * | 1 |
| 115 | 300 | 12 | 200 | * | 3,0 | + | * | 0,15 | 0,23 | * | * |
| 86 | 343 | 13 | 198 | 16 | 2,3 | + | * | 0,15 | 0,27 | 0,40 | + |
| 93 | 369 | 13 | 195 | 16 | 2,1 | + | 0,6 | 0,14 | 0,26 | 0,40 | + |
| 83 | 355 | 15 | 206 | * | 3,0 | + | * | 0,18 | 0,30 | * | 1 |
| 87 | 386 | 1 | 120 | 22 | 2,0 | 0 | * | 0,08 | 0,17 | * | 56 |
| 87 | 316 | 9 | 306 | 19 | 7,9 | 21900 | 0,2 | 0,28 | 2,61 | 0,90 | 35 |
| 154 | 303 | 5 | * | * | 5 | * | * | 0,11 | 0,36 | 0,07 | 39,3 |
| 200 | 290 | 10 | 260 | 18 | 11,5 | 210 | * | 0,37 | 2,50 | 0,50 | 13 |
| 84 | 200 | 9 | 190 | 17 | 3,0 | 0 | * | 0,15 | 0,29 | 0,13 | * |
| | | | | | | | | | | | |
| 66 | 355 | 4 | 194 | 21 | 2,2 | 20 | 0,5 | 0,23 | 0,26 | 0,40 | + |
| 42 | 310 | 3 | 164 | 22 | 2,3 | * | * | 0,10 | 0,13 | 0,50 | * |
| | | | | | | | | | | | |
| 53 | 316 | 4 | 149 | 18 | 2,1 | 15 | * | 0,08 | 0,15 | * | * |
| 45 | 300 | 4 | 200 | 17 | 2,1 | 3 | * | 0,09 | 0,19 | * | * |

* = es liegen keine Daten vor    + = in Spuren

| Lebensmittel (verzehrbarer Anteil) | Portionsgröße | Energie und Nährstoffe je Portion | | | | | |
|---|---|---|---|---|---|---|---|
| | | Kilokalorien | Kilojoule | Eiweiß | Fett | verwertbare Kohlenhydrate | Ballaststoffe |
| | g | kcal | kJ | g | g | g | g |
| Keule (Schlegel) | 100 | 148 | 619 | 21,0 | 7,1 | + | (0) |
| Lende (Roastbeef) | 100 | 130 | 544 | 22,4 | 4,5 | + | (0) |
| Ochsenschwanz | 100 | 184 | 769 | 20,1 | 11,5 | + | (0) |
| Corned beef (deutsch) | 100 | 141 | 589 | 21,7 | 6,0 | 0 | (0) |
| Hackfleisch | 100 | 216 | 904 | 22,5 | 14,0 | + | (0) |
| Luncheon meat (Frühstücksfleisch) | 100 | 294 | 1229 | 14,7 | 25,4 | 1,6 | (0) |
| Rindfleisch in Dosen im Durchschnitt | 100 | 196 | 822 | 18,5 | 13,6 | + | (0) |
| Schabefleisch (Tatar) | 100 | 112 | 468 | 21,2 | 3,0 | + | (0) |
| Leber | 100 | 121 | 508 | 20,3 | 2,1 | 5,3 | (0) |
| Niere | 100 | 116 | 485 | 16,6 | 5,1 | 0,9 | (0) |
| Zunge | 100 | 209 | 873 | 16,0 | 15,9 | 0,4 | (0) |
| **Schweinefleisch** | | | | | | | |
| Muskelfleisch (ohne Fett) | 100 | 105 | 440 | 22,0 | 1,9 | + | (0) |
| Bauch | 100 | 317 | 1326 | 14,0 | 29,0 | + | (0) |
| Bug (Schulter) | 100 | 271 | 1132 | 17,0 | 22,5 | + | (0) |
| Eisbein (Hinterhaxe) | 100 | 186 | 777 | 19,0 | 12,2 | + | (0) |
| Filet | 100 | 104 | 435 | 21,5 | 2,0 | + | (0) |
| Kamm | 100 | 191 | 799 | 16,7 | 13,8 | + | (0) |
| Kasseler | 100 | 237 | 990 | 20,9 | 17,0 | + | (0) |
| Keule (Schlegel, Hinterschinken) | 100 | 274 | 1145 | 16,9 | 22,9 | + | (0) |
| Kotelett | 100 | 150 | 626 | 20,3 | 7,6 | + | (0) |
| Mett | 100 | 318 | 1328 | 17,5 | 27,5 | + | (0) |
| Rückenspeck, frisch | 100 | 759 | 3175 | 4,1 | 82,5 | + | (0) |
| Schnitzel (Oberschale) | 100 | 106 | 443 | 22,2 | 1,9 | + | (0) |
| Herz | 100 | 89 | 372 | 15,9 | 2,1 | 1,6 | (0) |
| Leber | 100 | 124 | 519 | 20,4 | 4,5 | 0,5 | (0) |

(0) = praktisch nicht vorhanden

| Mineralstoffe je Portion | | | | | | Vitamine je Portion | | | | | |
|---|---|---|---|---|---|---|---|---|---|---|---|
| Natrium | Kalium | Calcium | Phosphor | Magnesium | Eisen | A (Retinol-Ä.) | E (Tocopherol-Ä.) | $B_1$ (Thiamin) | $B_2$ (Riboflavin) | $B_6$ (Pyridoxin) | C (Ascorbin-säure) |
| mg | mg | mg | mg | mg | mg | µg | mg | mg | mg | mg | mg |
| 80 | 357 | 13 | 195 | 20 | 2,6 | 10 | * | 0,09 | 0,17 | * | * |
| 55 | 335 | 3 | 157 | 23 | 2,5 | 15 | 1,1 | 0,09 | 0,16 | * | * |
| 107 | 206 | 13 | * | * | * | * | * | * | * | * | * |
| 833 | 131 | 33 | 128 | * | * | 0 | * | 0,03 | 0,10 | * | 0 |
| * | 199 | 18 | 190 | 33 | 2,4 | 0 | 0,4 | 0,09 | 0,15 | * | * |
| | | | | | | | | | | | |
| 1060 | 212 | 12 | 220 | 59 | 2,2 | 0 | 0,5 | 0,05 | 0,19 | * | 1 |
| | | | | | | | | | | | |
| 600 | * | * | * | * | * | 21 | * | 0,02 | 0,15 | * | 0 |
| * | * | * | * | * | * | * | * | * | * | * | * |
| 116 | 292 | 7 | 352 | 17 | 6,5 | 15300 | 0,7 | 0,30 | 2,90 | 0,71 | 31 |
| 235 | 245 | 11 | 248 | 20 | 9,5 | 330 | 0,2 | 0,30 | 2,26 | 0,39 | 11 |
| 100 | 255 | 10 | 229 | 10 | 3,0 | 0 | * | 0,14 | 0,29 | 0,13 | 0 |
| | | | | | | | | | | | |
| 60 | 387 | 3 | 204 | 27 | 1,0 | 6 | 0,3 | 0,90 | 0,23 | 0,50 | 2 |
| 59 | 157 | 1 | 55 | * | * | * | * | * | * | * | * |
| 74 | 291 | 9 | 149 | * | 1,8 | * | * | 0,89 | 0,22 | * | * |
| 59 | 247 | 11 | 90 | 1,8 | 1,5 | * | * | * | * | * | * |
| 74 | 348 | 2 | 173 | 22 | 3,0 | * | * | 1,10 | 0,31 | * | * |
| 76 | 252 | 5 | 139 | 17 | 1,0 | * | 0,6 | 0,92 | 0,18 | * | 2 |
| 958 | 324 | 6 | 160 | * | 2,5 | + | * | * | * | * | 0 |
| | | | | | | | | | | | |
| 72 | 292 | 9 | 172 | 21 | 1,7 | 0 | * | 0,80 | 0,19 | 0,39 | * |
| 62 | 326 | 11 | 150 | 24 | 1,8 | 0 | 0,6 | 0,80 | 0,19 | 0,50 | 0 |
| * | * | * | * | * | * | * | * | * | * | * | * |
| 21 | 14 | 2 | 13 | * | 0,3 | 0 | * | 0,10 | 0,02 | * | * |
| 72 | 292 | 9 | 172 | 21 | 1,7 | * | 0,7 | 0,80 | 0,19 | * | * |
| 80 | 257 | 20 | 176 | 20 | 4,3 | 9 | 1,4 | 0,46 | 1,06 | 0,43 | 5 |
| 77 | 350 | 10 | 362 | 21 | 15,8 | 39100 | 0,2 | 0,31 | 3,17 | 0,59 | 23 |

* = es liegen keine Daten vor    + = in Spuren

| Lebensmittel (verzehrbarer Anteil) | Portionsgröße | Energie und Nährstoffe je Portion | | | | | |
|---|---|---|---|---|---|---|---|
| | | Kilokalorien | Kilojoule | Eiweiß | Fett | verwertbare Kohlenhydrate | Ballaststoffe |
| | g | kcal | kJ | g | g | g | g |
| **Wild – sonstige Fleischarten** | | | | | | | |
| Hase | 100 | 113 | 474 | 21,6 | 3,0 | + | (0) |
| Hirsch | 100 | 112 | 469 | 20,6 | 3,3 | + | (0) |
| Reh, Keule (Schlegel) | 100 | 97 | 407 | 21,4 | 1,3 | + | (0) |
| Rücken | 100 | 122 | 510 | 22,4 | 3,6 | + | (0) |
| Kaninchen | 100 | 152 | 634 | 20,8 | 7,6 | + | (0) |
| Ziege | 100 | 149 | 624 | 19,5 | 7,9 | + | (0) |
| **Fleisch- und Wurstwaren** | | | | | | | |
| Bierschinken | 30 | 51 | 212 | 5,0 | 3,4 | + | (0) |
| Bockwurst | 100 | 277 | 1159 | 12,3 | 25,3 | + | (0) |
| Bratwurst (Schweinsbratw.) | 100 | 298 | 1249 | 9,8 | 28,8 | + | (0) |
| Cervelatwurst | 30 | 118 | 495 | 6,1 | 10,4 | + | (0) |
| Dosenwürstchen | 100 | 228 | 956 | 13,0 | 19,6 | + | (0) |
| Fleischkäse (Leberkäse) | 30 | 89 | 373 | 3,7 | 8,3 | + | (0) |
| Fleischwurst | 30 | 89 | 372 | 3,0 | 8,6 | + | (0) |
| Frankfurter Würstchen | 100 | 272 | 1138 | 13,1 | 24,4 | + | (0) |
| Geflügelwurst, mager | 30 | 32 | 136 | 4,9 | 1,4 | + | (0) |
| Gelbwurst (Hirnwurst) | 30 | 84 | 352 | 2,9 | 8,1 | + | (0) |
| Jagdwurst | 30 | 62 | 257 | 4,4 | 4,9 | + | (0) |
| Kalbsbratwurst | 100 | 266 | 1114 | 10,3 | 25,0 | + | (0) |
| Leberwurst, grob | 30 | 98 | 410 | 4,8 | 8,8 | + | (0) |
| mager | 30 | 77 | 323 | 5,1 | 6,3 | + | (0) |
| Mettwurst (Braunschweiger) | 30 | 117 | 490 | 4,2 | 11,2 | + | (0) |
| Mortadella | 30 | 103 | 433 | 3,7 | 9,8 | + | (0) |
| Münchner Weißwurst | 100 | 287 | 1202 | 11,1 | 27,0 | + | (0) |
| Rotwurst (Blutwurst) | 30 | 90 | 378 | 3,0 | 8,7 | + | (0) |
| Salami | 30 | 111 | 466 | 5,6 | 9,9 | + | (0) |
| Schinken, ohne Fettrand | 30 | 43 | 182 | 8,9 | 0,9 | + | (0) |
| gesalzen und gekocht | 30 | 58 | 243 | 5,9 | 3,8 | + | (0) |

(0) = praktisch nicht vorhanden

| Mineralstoffe je Portion | | | | | | Vitamine je Portion | | | | | |
|---|---|---|---|---|---|---|---|---|---|---|---|
| Natrium | Kalium | Calcium | Phosphor | Magnesium | Eisen | A (Retinol-Ä.) | E (Tocopherol-Ä.) | $B_1$ (Thiamin) | $B_2$ (Riboflavin) | $B_6$ (Pyridoxin) | C (Ascorbin-säure) |
| mg | mg | mg | mg | mg | mg | µg | mg | mg | mg | mg | mg |
| | | | | | | | | | | | |
| 50 | 276 | 14 | 220 | 28 | 2,8 | 0 | 0,5 | 0,09 | 0,06 | * | * |
| 61 | 330 | 7 | 197 | 21 | 2,3 | * | * | * | 0,25 | * | * |
| 60 | 309 | 5 | 220 | * | 3,0 | 0 | * | * | 0,25 | * | 0 |
| 84 | 342 | 25 | 220 | * | 3,0 | * | * | * | 0,25 | * | * |
| 47 | 382 | 14 | 224 | 29 | 3,5 | + | 1,0 | 0,11 | 0,07 | 0,30 | 3 |
| * | * | 10 | * | * | 2,0 | 36 | 1,0 | 0,15 | 0,28 | 0,30 | 0 |
| | | | | | | | | | | | |
| 226 | 78 | 5 | 46 | 5 | 0,5 | 0 | * | 0,09 | 0,05 | * | 0 |
| 700 | * | * | 67 | * | * | * | * | * | * | * | * |
| 520 | 140 | 5 | 190 | 15 | 1,0 | * | 0,3 | 0,28 | 0,22 | * | * |
| 378 | 90 | 7 | 47 | 3 | 0,5 | 0 | * | 0,03 | 0,06 | * | 0 |
| 711 | 165 | 10 | 185 | 9 | 2,7 | * | 0,2 | 0,03 | 0,08 | * | * |
| 180 | 90 | 1 | * | 5 | 0,6 | * | * | 0,02 | 0,05 | * | * |
| 249 | 60 | 4 | 39 | 4 | 0,5 | * | * | 0,06 | 0,08 | * | * |
| 1150 | 154 | 8 | 108 | 11 | 1,8 | 3 | 0,6 | 0,18 | 0,19 | 0,57 | 0 |
| * | * | * | * | * | * | * | * | * | * | * | * |
| 192 | 86 | * | * | * | * | * | * | * | 0,04 | * | * |
| 245 | 78 | 4 | 43 | 6 | 0,9 | 0 | * | 0,03 | 0,04 | * | * |
| * | * | * | * | * | * | * | * | * | * | * | |
| 243 | 43 | 12 | 46 | * | 1,6 | 2490 | 0,2 | 0,06 | 0,28 | * | * |
| 120 | 42 | 3 | 72 | 2 | 1,7 | 510 | * | 0,05 | 0,33 | * | * |
| 327 | 64 | 4 | 48 | 3 | 0,5 | * | * | 0,06 | 0,05 | * | * |
| 200 | 62 | 13 | 43 | 6 | 0,9 | 0 | * | 0,03 | 0,05 | * | 0 |
| 620 | 122 | 25 | * | * | * | * | * | 0,04 | 0,13 | * | * |
| 204 | 11 | 2 | 7 | 2 | 1,9 | 1 | * | 0,02 | 0,04 | * | * |
| 624 | 67 | 11 | 50 | 3 | 0,6 | + | <0,1 | 0,05 | 0,06 | * | * |
| * | * | * | * | * | * | * | * | 0,34 | 0,06 | * | * |
| 263 | 81 | 5 | 41 | 7 | 0,8 | 0 | 0 | 0,18 | 0,08 | 0,11 | 0 |

* = es liegen keine Daten vor    + = in Spuren    < = weniger als

| Lebensmittel (verzehrbarer Anteil) | Portionsgröße | Energie und Nährstoffe je Portion | | | | | |
|---|---|---|---|---|---|---|---|
| | | Kilokalorien | Kilojoule | Eiweiß | Fett | verwertbare Kohlenhydrate | Ballaststoffe |
| | g | kcal | kJ | g | g | g | g |
| Schinken, gesalz. u. geräuch. | 30 | 115 | 480 | 5,1 | 10,5 | + | (0) |
| Speck, durchwachsen | 30 | 186 | 780 | 2,7 | 19,5 | + | (0) |
| Wiener Würstchen | 100 | 296 | 1236 | 10,2 | 28,3 | + | (0) |
| **Fleischbrühen** | | | | | | | |
| Fleischextrakt | 4 | 10 | 41 | 2,3 | <0,1 | 0,1 | 0 |
| Klare Fleischsuppe, verzehrf. | 200 | 12 | 54 | 0,8 | 0,8 | 0,6 | 0 |

## Getreide und Getreideerzeugnisse

| Lebensmittel (verzehrbarer Anteil) | Portionsgröße g | kcal | kJ | Eiweiß g | Fett g | verwertbare Kohlenhydrate g | Ballaststoffe g |
|---|---|---|---|---|---|---|---|
| **Getreide, Mehle und sonstige Mahlprodukte** | | | | | | | |
| Gerste, Korn[a] | 50 | 157 | 658 | 5,3 | 1,1 | 31,7 | 4,9 |
| Graupen | 50 | 169 | 708 | 5,2 | 0,7 | 35,5 | 2,3 |
| Grünkern (Dinkel), Korn | 50 | 160 | 670 | 5,8 | 1,4 | 31,2 | 4,4 |
| Dinkel, Mehl | 50 | 166 | 694 | 6,7 | 1,3 | 32,0 | 4,2 |
| Hafer, Korn[a] | 50 | 177 | 740 | 6,3 | 3,6 | 29,9 | 2,8 |
| Flocken (Vollkorn) | 50 | 177 | 740 | 6,2 | 4,0 | 29,1 | 4,8 |
| Haferflocken, Instant | 50 | 176 | 735 | 6,7 | 3,9 | 28,6 | 4,8 |
| Hirse, Korn[a] | 50 | 177 | 740 | 5,3 | 2,0 | 34,5 | 1,9 |
| Mais, Korn | 50 | 166 | 692 | 4,6 | 1,9 | 32,5 | 4,6 |
| Pop-Corn | 20 | 74 | 308 | 2,5 | 1,0 | 13,6 | 2,0 |
| Grieß | 50 | 170 | 709 | 4,4 | 0,6 | 36,8 | * |
| Vollmehl | 50 | 164 | 688 | 4,5 | 1,4 | 33,5 | 4,6 |
| Reis, Korn, Naturreis[a] | 50 | 172 | 718 | 3,7 | 1,1 | 36,7 | 1,1 |
| poliert, roh | 50 | 174 | 726 | 3,5 | 0,3 | 39,2 | 0,7 |
| poliert, parboiled, roh | 50 | 172 | 720 | 3,3 | 0,3 | 39,2 | 0,7 |
| Roggen, Korn | 50 | 147 | 613 | 4,4 | 0,9 | 30,4 | 6,6 |
| Mehl, Type 815 | 50 | 160 | 671 | 3,5 | 0,5 | 35,5 | 3,3 |
| Mehl, Type 1150 | 50 | 159 | 666 | 4,5 | 0,7 | 33,9 | 4,0 |
| Vollkorn/Backschrot, Type 1800 | 50 | 146 | 612 | 5,4 | 0,8 | 29,5 | 6,9 |

(0) = praktisch nicht vorhanden    [a] = entspelzt

| Mineralstoffe je Portion | | | | | | Vitamine je Portion | | | | | |
|---|---|---|---|---|---|---|---|---|---|---|---|
| Natrium | Kalium | Calcium | Phosphor | Magnesium | Eisen | A (Retinol-Ä.) | E (Tocopherol-Ä.) | $B_1$ (Thiamin) | $B_2$ (Riboflavin) | $B_6$ (Pyridoxin) | C (Ascorbinsäure) |
| mg | mg | mg | mg | mg | mg | µg | mg | mg | mg | mg | mg |
| 420 | 74 | 3 | 62 | 6 | 0,7 | 0 | * | 0,17 | 0,06 | 0,12 | 0 |
| 531 | 68 | 3 | 32 | 5 | 0,2 | 0 | 0,1 | 0,13 | 0,04 | 0,11 | 0 |
| 941 | 204 | 14 | 170 | * | 2,4 | * | * | 0,10 | 0,12 | * | * |
| | | | | | | | | | | | |
| 70 | 288 | 7 | 95 | 15 | 1,6 | * | * | * | * | * | 0 |
| * | * | * | * | * | * | * | * | * | * | * | 0 |
| | | | | | | | | | | | |
| 9 | 222 | 19 | 171 | 57 | 1,4 | 0 | 0,3 | 0,22 | 0,09 | 0,28 | 0 |
| 3 | 95 | 7 | 95 | 63 | 1,0 | 0 | 0,1 | 0,05 | 0,04 | 0,11 | 0 |
| 2 | 224 | 11 | 206 | 65 | 2,1 | 0 | 0,2 | 0,15 | 0,05 | 0,15 | 0 |
| 2 | 175 | 10 | 192 | 57 | 1,5 | 0 | 0,7 | 0,20 | 0,05 | 0,15 | 0 |
| 4 | 178 | 40 | 171 | 65 | 2,9 | * | 0,5 | 0,26 | 0,09 | 0,48 | + |
| 3 | 174 | 27 | 195 | 68 | 2,3 | * | 0,8 | 0,33 | 0,08 | 0,08 | 0 |
| 3 | 200 | 35 | 215 | 70 | 2,0 | * | 0,8 | 0,33 | 0,08 | 0,08 | * |
| 2 | 75 | 10 | 155 | 85 | 4,5 | 0 | 0,2 | 0,13 | 0,07 | 0,26 | 0 |
| 3 | 165 | 8 | 128 | 60 | 0,8 | 45 | 1,1 | 0,18 | 0,10 | 0,20 | 0 |
| 1 | 48 | 2 | 56 | * | 0,3 | * | 0,6 | 0,06 | 0,02 | * | 0 |
| 1 | 40 | 2 | 37 | 10 | 0,5 | 60 | 0,4 | 0,08 | 0,03 | * | 0 |
| 1 | 60 | 10 | 130 | 24 | 1,2 | 25 | * | 0,19 | 0,06 | * | 0 |
| 5 | 75 | 12 | 163 | 79 | 1,3 | 0 | 0,4 | 0,21 | 0,05 | 0,14 | 0 |
| 3 | 52 | 3 | 60 | 32 | 0,3 | 0 | 0,2 | 0,03 | 0,02 | 0,08 | 0 |
| 3 | 46 | 12 | 47 | 14 | 1,5 | 0 | 0,2 | 0,22 | 0,02 | * | 0 |
| 2 | 255 | 32 | 168 | 60 | 2,3 | 30 | 1,0 | 0,18 | 0,09 | 0,15 | 0 |
| 1 | 85 | 11 | 68 | 13 | 1,1 | 21 | 0,3 | 0,09 | 0,05 | 0,06 | 0 |
| 1 | 149 | 10 | 98 | 34 | 1,3 | 21 | 0,8 | 0,11 | 0,06 | * | 0 |
| | | | | | | | | | | | |
| 1 | 220 | 12 | 163 | 42 | 2,0 | 30 | 0,9 | 0,15 | 0,07 | 0,15 | 0 |

* = es liegen keine Daten vor   + = in Spuren   < = weniger als

| Lebensmittel (verzehrbarer Anteil) | Portionsgröße | Energie und Nährstoffe je Portion | | | | | |
|---|---|---|---|---|---|---|---|
| | | Kilokalorien | Kilojoule | Eiweiß | Fett | verwertbare Kohlenhydrate | Ballaststoffe |
| | g | kcal | kJ | g | g | g | g |
| Weizen, Korn | 50 | 154 | 643 | 5,7 | 1,0 | 30,5 | 5,2 |
| Grieß | 50 | 164 | 687 | 5,4 | 0,5 | 34,5 | 3,6 |
| Mehl, Type 405 | 50 | 168 | 702 | 5,3 | 0,5 | 35,5 | 2,0 |
| Mehl, Type 1050 | 50 | 165 | 692 | 5,8 | 0,9 | 33,5 | 2,6 |
| Vollkorn, Type 1700 | 50 | 151 | 631 | 5,6 | 1,0 | 29,9 | 6,5 |
| Keime, getrocknet | 15 | 47 | 196 | 4,0 | 1,4 | 4,6 | 2,7 |
| Speisekleie | 15 | 26 | 109 | 2,2 | 0,7 | 2,7 | 6,8 |
| **Stärkemehle** | | | | | | | |
| Kartoffel-Stärke | 10 | 34 | 140 | <0,1 | <0,1 | 8,3 | + |
| Mais-Stärke | 10 | 34 | 144 | <0,1 | <0,1 | 8,5 | + |
| Weizen-Stärke | 10 | 35 | 145 | <0,1 | <0,1 | 8,6 | + |
| **Backwaren** | | | | | | | |
| **Brote** | | | | | | | |
| Roggenbrot | 50 | 108 | 453 | 3,1 | 0,5 | 22,9 | 3,3 |
| Roggenmischbrot | 50 | 105 | 440 | 3,2 | 0,6 | 21,9 | 3,1 |
| Roggenschrot- und vollkornbrot | 50 | 97 | 404 | 3,4 | 0,6 | 19,4 | 4,1 |
| Weißbrot | 50 | 116 | 487 | 3,8 | 0,6 | 24,0 | 1,5 |
| Weizenmischbrot | 50 | 113 | 472 | 3,1 | 0,6 | 23,9 | 2,3 |
| Weizenschrot- und vollkornbrot | 50 | 102 | 427 | 3,9 | 0,5 | 20,5 | 4,2 |
| Weizenbrötchen (Semmeln) | 50 | 136 | 570 | 4,2 | 1,0 | 27,8 | 1,5 |
| Weizentoastbrot (1 Scheibe) | 20 | 52 | 218 | 1,4 | 0,9 | 9,6 | 0,7 |
| Knäckebrot (1 Scheibe) | 10 | 32 | 133 | 1,0 | 0,2 | 6,6 | 1,4 |
| Mehrkornbrot | 50 | 108 | 452 | 3,8 | 0,8 | 21,4 | 4,5 |
| Pumpernickel | 50 | 91 | 381 | 3,4 | 0,5 | 18,3 | 4,7 |
| **Fein- und Dauerbackwaren** | | | | | | | |
| Biskuit (Löffel-) (6 Stück) | 30 | 122 | 511 | 2,6 | 1,5 | 24,6 | + |

(0) = praktisch nicht vorhanden

| Mineralstoffe je Portion | | | | | | Vitamine je Portion | | | | | |
|---|---|---|---|---|---|---|---|---|---|---|---|
| Natrium | Kalium | Calcium | Phosphor | Magnesium | Eisen | A (Retinol-Ä.) | E (Tocopherol-Ä.) | $B_1$ (Thiamin) | $B_2$ (Riboflavin) | $B_6$ (Pyridoxin) | C (Ascorbinsäure) |
| mg | mg | mg | mg | mg | mg | µg | mg | mg | mg | mg | mg |
| 4 | 190 | 19 | 170 | 64 | 1,7 | 1 | 0,8 | 0,25 | 0,07 | 0,14 | 0 |
| 1 | 56 | 9 | 44 | 15 | 0,5 | * | 0,4 | 0,06 | 0,02 | 0,05 | 0 |
| 1 | 54 | 8 | 37 | * | 0,8 | 8 | 0,2 | 0,03 | 0,02 | 0,09 | 0 |
| 1 | 102 | 7 | 104 | 27 | 1,4 | + | 0,7 | 0,22 | 0,04 | 0,14 | 0 |
| 1 | 145 | 20 | 186 | 70 | 2,0 | + | 1,1 | 0,23 | 0,08 | 0,23 | 0 |
| 1 | 125 | 10 | 165 | 37 | 1,2 | 1,5 | 3,7 | 0,30 | 0,11 | 0,60 | 0 |
| + | 210 | 6 | 194 | 89 | 0,6 | 1 | 0,4 | 0,10 | 0,08 | 0,11 | 0 |
| | | | | | | | | | | | |
| <1 | 1 | 2 | <1 | <1 | 0,1 | 0 | (0) | 0 | 0 | + | 0 |
| <1 | <1 | + | 2 | <1 | <0,1 | 0 | (0) | + | <0,01 | + | 0 |
| <1 | 1 | 0 | 1 | + | 0 | 0 | (0) | 0 | 0 | * | 0 |
| | | | | | | | | | | | |
| | | | | | | | | | | | |
| 276 | 122 | 15 | 59 | 18 | 1,3 | 0 | * | 0,09 | 0,06 | 0,10 | 0 |
| 269 | 93 | 12 | 68 | 20 | 1,2 | 0 | * | 0,09 | 0,04 | 0,06 | 0 |
| | | | | | | | | | | | |
| 264 | 146 | 22 | 99 | 35 | 1,5 | 40 | 0,2 | 0,09 | 0,08 | 0,15 | 4 |
| 270 | 65 | 29 | 45 | 12 | 0,5 | * | 0,3 | 0,05 | 0,03 | 0,02 | 0 |
| 277 | 89 | 8 | 63 | 38 | 0,8 | 0 | * | 0,07 | 0,04 | 0,05 | 0 |
| | | | | | | | | | | | |
| 215 | 105 | 21 | 98 | 21 | 0,8 | * | 0,2 | 0,12 | 0,08 | 0,04 | 0 |
| 277 | 65 | 13 | 55 | 15 | 0,6 | 0 | * | 0,05 | 0,02 | 0,02 | 0 |
| 110 | 32 | 5 | 18 | 5 | 0,4 | * | * | 0,02 | 0,01 | 0,02 | 0 |
| 46 | 44 | 6 | 32 | 7 | 0,5 | 0 | 0,4 | 0,02 | 0,02 | 0,03 | 0 |
| 261 | 145 | 14 | 135 | 35 | 1,1 | * | 0,5 | 0,07 | 0,06 | 0,10 | 0 |
| 185 | 169 | 28 | 74 | 40 | 1,2 | * | * | 0,03 | 0,04 | 0,05 | 0 |
| | | | | | | | | | | | |
| 15 | 43 | 9 | 55 | 3 | 0,4 | 26 | * | 0,01 | 0,04 | 0,02 | * |

* = es liegen keine Daten vor    + = in Spuren    < = weniger als

| Lebensmittel (verzehrbarer Anteil) | Portionsgröße | Energie und Nährstoffe je Portion: Kilokalorien | Kilojoule | Eiweiß | Fett | verwertbare Kohlenhydrate | Ballaststoffe |
|---|---|---|---|---|---|---|---|
| | g | kcal | kJ | g | g | g | g |
| Butterkeks (5 Stück à 6 g) | 30 | 127 | 530 | 2,4 | 3,0 | 22,5 | 0,9 |
| Mandelmakronen (3 kleine) | 30 | 113 | 472 | 1,5 | 7,2 | 10,5 | 1,8 |
| Rührkuchen | 50 | 209 | 874 | 3,0 | 11,0 | 24,8 | 1,5 |
| Russisch Brot | 30 | 116 | 487 | 2,0 | 0,3 | 26,5 | + |
| Salzstangen, Salzbrezeln | 30 | 117 | 488 | 3,3 | 1,5 | 22,5 | + |
| Vollkorngebäck | | | | | | | |
| Keks i. D. | 30 | 132 | 552 | 3,0 | 6,0 | 16,5 | 3,0 |
| Müslikeks | 30 | 133 | 556 | 2,4 | 5,7 | 18,0 | 2,4 |
| Vollkornzwieback (1 Stück) | 10 | 36 | 152 | 1,7 | 0,8 | 5,6 | 1,0 |
| Waffelblätter mit Schokoladenüberzug | 30 | 165 | 692 | 2,3 | 10,1 | 16,5 | + |
| Weihnachtsstollen, sächs. | 50 | 189 | 789 | 4,0 | 8,5 | 24,0 | 1,0 |
| Zwieback, eifrei (1 Stück) | 10 | 37 | 154 | 1,0 | 0,4 | 7,3 | 0,4 |
| **Frühstücksflocken** | | | | | | | |
| Kleieflocken | 30 | 73 | 305 | 3,6 | 0,9 | 12,6 | 9,9 |
| Corn-flakes | 30 | 107 | 447 | 2,2 | 0,3 | 23,9 | 1,2 |
| **Teigwaren** | | | | | | | |
| Eier-Teigwaren (Nudeln) | 60 | 208 | 871 | 7,8 | 1,8 | 40,2 | 2,0 |
| Spaghetti, eifrei | 60 | 217 | 908 | 7,5 | 0,7 | 45,1 | * |
| Vollkornnudeln | 60 | 206 | 861 | 9,0 | 1,8 | 38,4 | 4,8 |
| **Verschiedenes** | | | | | | | |
| Bierhefe (getrocknet) | 10 | 23 | 97 | 4,8 | 0,4 | 3,8 | * |
| Bäckerhefe | 10 | 10 | 40 | 1,2 | <0,1 | 1,1 | * |

## Hülsenfrüchte, Samen und Nüsse

| | | | | | | | |
|---|---|---|---|---|---|---|---|
| **Hülsenfrüchte** | | | | | | | |
| Bohnen, weiß | 75 | 197 | 824 | 16,5 | 1,2 | 30,0 | 12,8 |
| Erbsen | 75 | 202 | 845 | 17,3 | 1,1 | 30,9 | 12,5 |
| Kichererbsen | 75 | 207 | 864 | 15,0 | 2,6 | 30,9 | 16,1 |

| Mineralstoffe je Portion | | | | | | Vitamine je Portion | | | | | |
|---|---|---|---|---|---|---|---|---|---|---|---|
| Natrium | Kalium | Calcium | Phosphor | Magnesium | Eisen | A (Retinol-Ä.) | E (Tocopherol-Ä.) | $B_1$ (Thiamin) | $B_2$ (Riboflavin) | $B_6$ (Pyridoxin) | C (Ascorbinsäure) |
| mg | mg | mg | mg | mg | mg | µg | mg | mg | mg | mg | mg |
| 116 | 42 | 14 | 37 | 7 | 0,5 | 41 | * | 0,01 | 0,03 | 0,02 | + |
| 18 | 129 | 35 | 63 | 28 | 0,6 | 1 | * | 0,02 | 0,12 | 0,01 | * |
| 35 | 59 | 20 | 58 | 10 | 0,6 | 62 | * | 0,02 | 0,05 | 0,03 | + |
| 14 | * | * | * | * | * | * | * | * | * | * | * |
| 540 | 37 | 44 | * | * | 0,2 | * | * | <0,01 | 0,01 | * | 0 |
| | | | | | | | | | | | |
| * | * | * | * | * | * | * | * | * | * | * | * |
| * | * | * | * | * | * | * | * | * | * | * | * |
| * | * | * | * | * | * | * | * | * | * | * | * |
| | | | | | | | | | | | |
| 14 | * | * | * | * | * | * | * | * | * | * | * |
| * | * | * | * | * | * | * | * | * | * | * | * |
| 27 | 16 | 4 | 12 | 2 | 0,2 | * | * | * | * | 0,01 | * |
| | | | | | | | | | | | |
| * | 300 | 21 | 300 | 44 | * | * | 3,6 | 0,42 | 0,48 | 1,8 | 23 |
| 280 | 36 | 4 | 18 | 4 | 0,6 | 8 | 3,6 | 0,02 | * | 0,6 | 23 |
| | | | | | | | | | | | |
| 10 | 98 | 16 | 117 | 40 | 1,0 | 36 | * | 0,12 | 0,06 | 0,04 | 0 |
| 3 | * | 13 | 99 | * | 0,9 | 0 | * | 0,05 | 0,04 | * | * |
| 19 | 99 | 15 | 103 | 32 | 2,3 | * | * | 0,19 | 0,08 | 0,12 | * |
| | | | | | | | | | | | |
| 8 | 140 | 5 | + | 23 | 1,8 | + | * | 1,20 | 0,40 | 0,44 | + |
| 3 | 64 | 2 | 59 | 3 | 0,5 | + | * | 0,13 | 0,20 | 0,08 | + |
| | | | | | | | | | | | |
| | | | | | | | | | | | |
| | | | | | | | | | | | |
| 3 | 1005 | 85 | 323 | 105 | 4,6 | 50 | 0,4 | 0,45 | 0,15 | 0,31 | 2 |
| 20 | 705 | 38 | 281 | 89 | 3,8 | 10 | * | 0,57 | 0,20 | 0,1 | 1 |
| 20 | 608 | 93 | 305 | 116 | 5,2 | 23 | * | 0,38 | 0,15 | 0,40 | 3 |

* = es liegen keine Daten vor + = in Spuren < = weniger als

| Lebensmittel (verzehrbarer Anteil) | Portionsgröße | Energie und Nährstoffe je Portion: Kilokalorien | Kilojoule | Eiweiß | Fett | verwertbare Kohlenhydrate | Ballaststoffe |
|---|---|---|---|---|---|---|---|
| | g | kcal | kJ | g | g | g | g |
| Linsen | 75 | 236 | 987 | 17,6 | 1,1 | 39,0 | 8,0 |
| Saubohnen | 75 | 232 | 970 | 17,9 | 1,5 | 36,7 | 16,5 |
| Sojabohnen | 75 | 242 | 1013 | 25,3 | 13,6 | 4,7 | 16,4 |
| Sojakäse (Tofu) | 75 | 64 | 267 | 6,0 | 3,8 | 1,5 | 0,4 |
| Sojamehl, vollfett | 10 | 35 | 145 | 3,7 | 2,1 | 0,3 | 1,9 |
| Sojasprossen | 75 | 37 | 154 | 3,8 | 0,9 | 3,5 | 0,8 |
| Sojafleisch, trocken i.D. | 40 | 100 | 417 | 17,6 | 0,9 | 5,4 | 8,4 |
| Sojawurst i.D. | 30 | 94 | 393 | 3,8 | 8,2 | 1,3 | 0,5 |
| **Samen und Nüsse** | | | | | | | |
| Cashewnuß | 30 | 171 | 714 | 5,2 | 12,6 | 9,2 | 0,9 |
| Erdnuß | 30 | 171 | 716 | 7,8 | 14,4 | 2,5 | 3,3 |
| geröstet | 30 | 176 | 738 | 7,9 | 14,8 | 2,8 | 3,4 |
| Haselnuß | 30 | 194 | 812 | 3,9 | 18,3 | 3,4 | 2,2 |
| Kastanien, Maronen | 100 | 196 | 818 | 3,4 | 1,9 | 41,2 | 8,4 |
| Kokosnuß | 30 | 109 | 456 | 1,2 | 11,0 | 1,4 | 2,7 |
| Kokosraspel | 30 | 182 | 761 | 1,7 | 18,6 | 1,9 | 7,2 |
| Leinsamen, ungeschält | 10 | 40 | 167 | 2,4 | 3,1 | 0,6 | 3,9 |
| Mandel | 30 | 173 | 724 | 5,7 | 16,2 | 1,1 | 4,6 |
| Paranuß | 30 | 202 | 845 | 4,2 | 20,1 | 1,1 | 2,0 |
| Pinienkerne | 30 | 202 | 846 | 3,9 | 18,0 | 6,2 | 0,3 |
| Pistazienkerne | 30 | 185 | 775 | 6,2 | 15,5 | 5,3 | 2,0 |
| Sesam-Samen | 10 | 56 | 235 | 1,8 | 5,0 | 1,0 | 1,1 |
| Sonnenblumenkerne, geschält | 30 | 174 | 728 | 6,8 | 14,7 | 3,7 | 1,9 |
| Walnuß | 30 | 200 | 836 | 4,5 | 18,6 | 3,6 | 1,8 |

## Gemüse und Gemüseprodukte

| | | | | | | | |
|---|---|---|---|---|---|---|---|
| Artischocke, roh | 200 | 44 | 182 | 4,8 | 0,2 | 5,2 | 21,6 |
| Aubergine, roh | 200 | 34 | 144 | 2,4 | 0,4 | 5,0 | 5,6 |
| Bambussprossen, roh | 75 | 13 | 54 | 1,9 | 0,2 | 0,8 | * |

| Mineralstoffe je Portion | | | | | | Vitamine je Portion | | | | | |
|---|---|---|---|---|---|---|---|---|---|---|---|
| Natrium | Kalium | Calcium | Phosphor | Magnesium | Eisen | A (Retinol-Ä.) | E (Tocopherol-Ä.) | $B_1$ (Thiamin) | $B_2$ (Riboflavin) | $B_6$ (Pyridoxin) | C (Ascorbinsäure) |
| mg | mg | mg | mg | mg | mg | µg | mg | mg | mg | mg | mg |
| 5 | 628 | 56 | 309 | 97 | 5,6 | 13 | * | 0,32 | 0,20 | 0,45 | * |
| * | * | * | * | * | * | * | * | * | * | * | * |
| 3 | 1350 | 150 | 412 | 165 | 5,0 | 47 | 10,0 | 0,75 | 0,38 | 0,7 | 0 |
| 5 | 91 | 79 | 73 | 77 | 4,0 | 3 | 0,4 | 0,06 | 0,04 | 0,04 | 0 |
| 1 | 187 | 20 | 55 | 25 | 1,2 | 4 | * | 0,12 | 0,05 | * | * |
| 22 | 176 | 24 | 56 | 14 | 0,6 | 3 | 0,1 | 0,15 | 0,09 | * | 10 |
| * | 840 | 100 | 260 | 120 | 4,4 | 2 | 5,2 | 0,44 | 0,12 | * | 0 |
| 154 | 91 | 14 | 33 | 7 | 0,5 | 15 | 1,4 | 0,02 | 0,09 | * | 1 |
| | | | | | | | | | | | |
| 5 | 166 | 9 | 113 | 81 | 0,3 | 9 | 0,5 | 0,19 | 0,08 | * | * |
| 3,3 | 198 | 12 | 102 | 49 | 0,5 | * | 3,1 | 0,27 | 0,05 | 0,13 | 3 |
| 1 | 233 | 20 | 123 | 54 | 0,7 | 33 | 3,0 | 0,08 | 0,04 | 0,12 | * |
| <1 | 189 | 68 | 99 | 45 | 1,1 | 1 | 8,0 | 0,12 | 0,06 | 0,14 | 1 |
| 2 | 720 | 33 | 87 | 45 | 1,4 | 4 | 2,3 | 0,23 | 0,22 | 0,35 | 27 |
| 11 | 114 | 6 | 28 | 12 | 0,6 | * | 0,2 | 0,02 | 0,01 | 0,02 | 1 |
| 8 | 225 | 7 | 48 | 27 | 1,1 | * | <0,1 | 0,01 | 0,18 | * | * |
| * | * | 20 | 66 | * | 1 | * | 5,7 | 0,02 | 0,01 | * | * |
| 6 | 251 | 76 | 136 | 51 | 1,4 | 7 | 7,6 | 0,08 | 0,18 | 0,20 | 1 |
| <1 | 193 | 39 | 202 | 48 | 1,0 | 1 | 2,8 | 0,30 | 0,01 | 0,03 | 1 |
| * | * | 4 | 182 | * | 1,6 | 2 | * | 0,39 | 0,07 | * | * |
| * | 306 | 39 | 150 | 48 | 2,2 | 21 | * | 0,20 | 0,06 | * | 2 |
| 5 | 46 | 78 | 61 | 35 | 1,0 | 1 | 0,6 | 0,10 | 0,03 | * | * |
| 1 | 218 | 30 | 185 | 126 | 1,9 | * | 6,5 | 0,57 | 0,04 | 0,20 | * |
| <1 | 171 | 26 | 123 | 41 | 0,6 | 3 | 3,7 | 0,11 | 0,03 | 0,26 | 1 |
| | | | | | | | | | | | |
| 94 | 700 | 106 | 260 | 52 | 3,0 | 2 | 0,4 | 0,28 | 0,02 | * | 16 |
| 6 | 448 | 26 | 42 | 22 | 0,8 | 14 | + | 0,08 | 0,08 | 0,16 | 10 |
| 5 | 353 | 11 | 41 | * | 0,4 | 2 | * | 0,10 | 0,06 | * | 5 |

* = es liegen keine Daten vor + = in Spuren < = weniger als

| Lebensmittel (verzehrbarer Anteil) | Portionsgröße | Energie und Nährstoffe je Portion | | | | | |
|---|---|---|---|---|---|---|---|
| | | Kilokalorien | Kilojoule | Eiweiß | Fett | verwertbare Kohlenhydrate | Ballaststoffe |
| | g | kcal | kJ | g | g | g | g |
| Bleichsellerie (Stauden-), roh | 200 | 31 | 129 | 2,4 | 0,4 | 4,4 | 5,2 |
| Blumenkohl, roh | 200 | 44 | 185 | 4,8 | 0,6 | 4,6 | 5,8 |
| tiefgefroren | 200 | 44 | 186 | 3,6 | 0,4 | 6,6 | 2,0 |
| Bohnen, grün, roh | 200 | 65 | 271 | 4,8 | 0,4 | 10,2 | 3,8 |
| in Dosen, Gesamtinhalt | 150 | 33 | 137 | 1,8 | 0,2 | 5,9 | 1,5 |
| Broccoli, roh | 200 | 52 | 217 | 6,6 | 0,4 | 5,0 | 6,0 |
| Brunnenkresse, roh | 10 | 2 | 8 | 0,2 | + | 0,2 | 0,2 |
| Chicorée, roh | 50 | 8 | 34 | 0,7 | 0,1 | 1,2 | 0,7 |
| Chinakohl, roh | 200 | 26 | 107 | 2,4 | 0,6 | 2,6 | 3,4 |
| Endivien, roh | 50 | 5 | 21 | 0,9 | 0,1 | 0,2 | 0,8 |
| Erbsen, grün, roh | 200 | 138 | 579 | 11,6 | 0,8 | 21,2 | 10,4 |
| in Dosen, Gesamtinhalt | 150 | 83 | 349 | 5,4 | 0,6 | 14,1 | 6,0 |
| Feldsalat, roh | 50 | 7 | 28 | 0,9 | 0,2 | 0,4 | 0,8 |
| Fenchel, roh | 200 | 47 | 197 | 4,8 | 0,6 | 5,6 | 8,4 |
| Grünkohl (Braunkohl), roh | 200 | 73 | 305 | 8,6 | 1,8 | 5,0 | 8,4 |
| Gurken, roh | 200 | 25 | 103 | 1,2 | 0,4 | 3,6 | 1,0 |
| Salz-Dill-Gurken | 100 | 25 | 104 | 1,0 | 0,2 | 3,8 | 0,4 |
| Kartoffeln, roh | 250 | 175 | 731 | 5,0 | 0,3 | 37,0 | 5,3 |
| Knollensellerie, roh | 200 | 37 | 153 | 3,2 | 0,6 | 4,6 | 8,4 |
| Kohlrabi, roh | 200 | 49 | 203 | 4,0 | 0,2 | 7,4 | 2,8 |
| Kohlrübe, roh | 200 | 70 | 291 | 2,2 | 0,4 | 14,0 | 5,4 |
| Kopfsalat, roh | 50 | 8 | 33 | 0,7 | 0,1 | 0,6 | 0,8 |
| Kürbis, roh | 200 | 51 | 213 | 2,0 | 0,2 | 10,0 | 4,4 |
| Löwenzahnblätter, roh | 50 | 26 | 109 | 1,3 | 0,3 | 4,6 | 1,0 |
| Mangold, roh | 200 | 28 | 116 | 4,2 | 0,6 | 1,4 | 4,0 |
| Meerrettich, roh | 10 | 6,2 | 26,2 | 0,3 | + | 1,2 | 0,4 |
| Möhren (Karotten), roh | 200 | 56 | 233 | 2,2 | 0,4 | 10,4 | 6,8 |
| in Dosen, Gesamtinhalt | 150 | 30 | 126 | 0,9 | 0,5 | 5,4 | 4,5 |
| Paprikafrüchte, roh | 200 | 40 | 167 | 2,4 | 0,6 | 5,8 | 7,2 |

| Mineralstoffe je Portion | | | | | | Vitamine je Portion | | | | | |
|---|---|---|---|---|---|---|---|---|---|---|---|
| Natrium | Kalium | Calcium | Phosphor | Magnesium | Eisen | A (Retinol-Ä.) | E (Tocopherol-Ä.) | $B_1$ (Thiamin) | $B_2$ (Riboflavin) | $B_6$ (Pyridoxin) | C (Ascorbinsäure) |
| mg | mg | mg | mg | mg | mg | µg | mg | mg | mg | mg | mg |
| 264 | 688 | 160 | 96 | 24 | 1,0 | 6 | * | 0,10 | 0,16 | 0,18 | 14 |
| 32 | 656 | 44 | 108 | 34 | 1,3 | 3,5 | 0,2 | 0,20 | 0,22 | 0,40 | 138 |
| 26 | 474 | 32 | 82 | * | 1,2 | 28 | * | 0,12 | 0,12 | * | 92 |
| 4 | 486 | 112 | 76 | 52 | 1,6 | 120 | 0,2 | 0,16 | 0,22 | 0,56 | 38 |
| 373 | 222 | 51 | 36 | 30 | 2,0 | 50 | 0,2 | 0,11 | 0,06 | 0,05 | 6 |
| 38 | 746 | 210 | 164 | 48 | 2,6 | 286 | 1,0 | 0,20 | 0,40 | 0,34 | 220 |
| 1 | 28 | 18 | 6 | 3 | 0,3 | 45 | * | 0,01 | 0,02 | * | 5 |
| 2,2 | 97 | 13 | 13 | 6 | 0,4 | 286 | * | 0,03 | 0,02 | 0,02 | 4 |
| 38 | 288 | 80 | 60 | 22 | 1,2 | 142 | 0,5 | 0,06 | 0,08 | * | 52 |
| 27 | 173 | 27 | 27 | 5 | 0,8 | 167 | * | 0,03 | 0,05 | * | 5 |
| 2 | 608 | 48 | 216 | 66 | 3,8 | 100 | * | 0,64 | 0,30 | * | 50 |
| 333 | 225 | 30 | 93 | 30 | 2,3 | 65 | * | 0,15 | 0,09 | 0,08 | 14 |
| 2 | 210 | 16 | 25 | 7 | 1,0 | 325 | 0,3 | 0,04 | 0,04 | 0,13 | 18 |
| 172 | 988 | 218 | 102 | 98 | 5,4 | 1566 | * | 0,46 | 0,22 | 0,20 | 180 |
| 88 | 980 | 424 | 174 | 62 | 3,8 | 1722 | 3,4 | 0,20 | 0,40 | 0,50 | 210 |
| 16 | 282 | 30 | 46 | 16 | 1,0 | 130 | 0,2 | 0,04 | 0,06 | 0,08 | 16 |
| 960 | * | 30 | 30 | * | 1,6 | * | * | 0,03 | 0,02 | * | 2 |
| 8 | 1027 | 15 | 125 | 50 | 1,1 | 5 | 0,3 | 0,28 | 0,13 | 0,77 | 42 |
| 154 | 620 | 136 | 160 | 18 | 1,6 | 6 | 1,1 | 0,07 | 0,14 | 0,40 | 16 |
| 64 | 744 | 136 | 102 | 86 | 1,8 | 66 | * | 0,10 | 0,09 | 0,14 | 132 |
| 20 | 454 | 94 | 62 | 22 | 0,9 | 37 | * | 0,10 | 0,14 | 0,40 | 66 |
| 4 | 86 | 10 | 11 | 5 | 0,2 | 119 | 0,3 | 0,03 | 0,04 | 0,03 | 7 |
| 2 | 766 | 44 | 88 | 16 | 1,6 | 254 | 2,2 | 0,10 | 0,14 | 0,20 | 24 |
| 38 | 218 | 79 | 35 | 18 | 1,6 | 650 | 1,3 | 0,10 | 0,09 | * | 17 |
| 180 | 752 | 206 | 78 | * | 5,4 | 1166 | * | 0,20 | 0,32 | * | 78 |
| 1 | 55 | 11 | 7 | 3 | 0,1 | 2 | * | 0,02 | 0,01 | 0,02 | 11 |
| 120 | 580 | 82 | 72 | 34 | 4,2 | 3140 | 1,2 | 0,14 | 0,10 | 0,54 | 14 |
| 330 | 185 | 36 | 33 | * | 1,1 | 1515 | * | 0,03 | 0,03 | 0,03 | 5 |
| 4 | 354 | 20 | 58 | 24 | 1,4 | 360 | 5,0 | 0,14 | 0,10 | 0,54 | 280 |

* = es liegen keine Daten vor    + = in Spuren    < = weniger als

| **Lebensmittel** (verzehrbarer Anteil) | Portionsgröße | Energie und Nährstoffe je Portion | | | | | |
|---|---|---|---|---|---|---|---|
| | | Kilokalorien | Kilojoule | Eiweiß | Fett | verwertbare Kohlenhydrate | Ballaststoffe |
| | g | kcal | kJ | g | g | g | g |
| Petersilienblatt, roh | 10 | 5 | 21 | 0,4 | + | 0,7 | 0,4 |
| Porree (Lauch), roh | 200 | 50 | 208 | 4,4 | 0,6 | 6,4 | 4,6 |
| Rettich, roh | 200 | 27 | 115 | 2,0 | 0,4 | 3,8 | 5,0 |
| Rhabarber, roh | 200 | 26 | 110 | 1,2 | 0,2 | 2,8 | 6,4 |
| Rosenkohl, roh | 200 | 75 | 312 | 9,8 | 0,6 | 6,6 | 8,8 |
| Rote Rübe (Bete), roh | 200 | 84 | 351 | 3,2 | 0,2 | 17,0 | 5,0 |
| Saft | 125 | 45 | 190 | 1,3 | * | 10,0 | * |
| Rotkohl, roh | 200 | 41 | 172 | 3,0 | 0,4 | 6,4 | 5,0 |
| Sauerkraut, abgetropft, roh | 200 | 33 | 140 | 3,0 | 0,6 | 1,6 | 6,0 |
| Schwarzwurzel, roh | 200 | 32 | 133 | 2,8 | 0,8 | 3,2 | 34,0 |
| Spargel, roh | 200 | 36 | 150 | 3,8 | 0,2 | 4,4 | 3,0 |
| in Dosen, Gesamtinhalt | 150 | 20 | 83 | 2,9 | 0,2 | 1,8 | 2,3 |
| Spinat, roh | 200 | 31 | 129 | 5,0 | 0,6 | 1,2 | 5,2 |
| tiefgefroren | 200 | 29 | 122 | 4,6 | 0,6 | 1,2 | 4,6 |
| Tomaten, roh | 200 | 35 | 146 | 2,0 | 0,4 | 5,2 | 2,0 |
| Mark, gesalzen | 30 | 12 | 49 | 0,7 | 0,2 | 1,7 | 0,2 |
| Saft | 125 | 22 | 90 | 1,0 | 0,1 | 3,6 | 0,1 |
| Weißkohl, roh | 200 | 49 | 204 | 2,6 | 0,4 | 8,4 | 6,0 |
| Wirsing, roh | 200 | 50 | 211 | 6,0 | 0,8 | 4,8 | 5,0 |
| Zucchini, roh | 200 | 38 | 157 | 3,2 | 0,8 | 4,4 | 2,2 |
| Zuckermais, roh | 200 | 173 | 722 | 6,0 | 2,4 | 31,6 | 8,0 |
| in Dosen | 150 | 165 | 692 | 4,8 | 2,3 | 31,5 | 3,0 |
| Zwiebel, roh | 50 | 14 | 59 | 0,7 | 0,2 | 2,5 | 0,9 |
| **Pilze** | | | | | | | |
| Austernpilz | 200 | 21 | 88 | 4,8 | 0,2 | 0,0 | 11,8 |
| Champignon (Zucht-) | 200 | 33 | 140 | 5,4 | 0,6 | 1,4 | 3,8 |
| in Dosen, Gesamtinhalt | 200 | 28 | 116 | 4,2 | 0,6 | 1,2 | 4,0 |
| Pfifferlinge | 200 | 23 | 98 | 3,2 | 1,0 | 0,4 | 9,4 |

| Mineralstoffe je Portion | | | | | | Vitamine je Portion | | | | | |
|---|---|---|---|---|---|---|---|---|---|---|---|
| Natrium | Kalium | Calcium | Phosphor | Magnesium | Eisen | A (Retinol-Ä.) | E (Tocopherol-Ä.) | $B_1$ (Thiamin) | $B_2$ (Riboflavin) | $B_6$ (Pyridoxin) | C (Ascorbinsäure) |
| mg | mg | mg | mg | mg | mg | µg | mg | mg | mg | mg | mg |
| 3 | 100 | 25 | 13 | 4 | 0,6 | 90 | 0,4 | 0,01 | 0,03 | 0,02 | 17 |
| 9 | 470 | 174 | 92 | 36 | 2,0 | 332 | 1,1 | 0,17 | 0,14 | 0,51 | 52 |
| 36 | 644 | 64 | 60 | 30 | 1,6 | 3,1 | * | 0,06 | 0,06 | 0,12 | 58 |
| 4 | 540 | 104 | 48 | 26 | 1,0 | 24 | 0,4 | 0,04 | 0,06 | 0,08 | 20 |
| 19 | 780 | 62 | 160 | 44 | 2,2 | 149 | 1,2 | 0,20 | 0,32 | 0,60 | 224 |
| 116 | 670 | 58 | 90 | 50 | 1,9 | 4 | + | 0,06 | 0,08 | 0,10 | 20 |
| 250 | 303 | 3 | 36 | * | * | * | * | * | * | * | 4 |
| 8 | 534 | 70 | 64 | 36 | 1,0 | 5 | 3,4 | 0,14 | 0,10 | 0,30 | 100 |
| 710 | 576 | 96 | 86 | 28 | 1,2 | 6 | * | 0,06 | 0,10 | 0,40 | 40 |
| 10 | 640 | 106 | 152 | 46 | 6,6 | 6 | 12,0 | 0,22 | 0,07 | * | 8 |
| 8 | 406 | 51 | 92 | 36 | 1,3 | 174 | 4,2 | 0,22 | 0,21 | 0,12 | 40 |
| 533 | 156 | 26 | 57 | 9 | 1,4 | 100 | * | 0,12 | 0,16 | 0,06 | 30 |
| 130 | 1266 | 252 | 110 | 116 | 8,2 | 1562 | 2,8 | 0,20 | 0,40 | 0,40 | 102 |
| 92 | 640 | 240 | 82 | 92 | 5,8 | 1100 | * | 0,18 | 0,32 | * | 58 |
| 6 | 484 | 18 | 36 | 28 | 1,2 | 168 | 1,6 | 0,12 | 0,08 | 0,20 | 50 |
| 177 | 348 | 6 | 10 | 10 | * | 62 | * | 0,03 | 0,02 | * | 3 |
| 6 | 288 | 19 | 19 | 13 | 0,8 | 113 | * | 0,06 | 0,05 | 0,13 | 21 |
| 26 | 416 | 98 | 58 | 46 | 1,0 | 24 | 3,4 | 0,10 | 0,10 | 0,20 | 94 |
| 18 | 504 | 94 | 110 | 24 | 1,8 | 13 | 5,0 | 0,10 | 0,14 | 0,40 | 100 |
| 6 | 304 | 60 | 50 | + | 3,0 | 62 | * | 0,40 | 0,18 | 0,20 | 32 |
| + | 600 | 4 | 166 | 54 | 1,0 | 16 | 0,2 | 0,30 | 0,24 | 0,40 | 24 |
| 418 | 460 | * | * | * | * | * | 0,2 | * | * | * | * |
| 5 | 68 | 14 | 21 | 6 | 0,3 | 1 | 0,1 | 0,02 | 0,02 | 0,07 | 5 |
| | | | | | | | | | | | |
| 12 | 508 | 24 | 134 | 26 | 2,4 | * | 1,2 | 0,40 | 0,60 | 0,18 | 2 |
| 16 | 836 | 20 | 240 | 26 | 2,2 | 3 | 0,6 | 0,20 | 0,90 | 0,12 | 8 |
| 638 | 242 | 38 | 138 | 30 | 1,6 | * | * | 0,04 | 0,44 | 0,12 | 4 |
| 6 | 734 | 8 | 112 | 28 | 13,0 | 434 | * | 0,04 | 0,46 | * | 12 |

* = es liegen keine Daten vor    + = in Spuren    < = weniger als

| Lebensmittel (verzehrbarer Anteil) | Portionsgröße | Energie und Nährstoffe je Portion | | | | | |
|---|---|---|---|---|---|---|---|
| | | Kilokalorien | Kilojoule | Eiweiß | Fett | verwertbare Kohlenhydrate | Ballaststoffe |
| | g | kcal | kJ | g | g | g | g |
| in Dosen, Gesamtinhalt | 200 | 25 | 106 | 2,8 | 1,4 | 0,4 | 13,0 |
| Steinpilze | 200 | 34 | 141 | 5,6 | 0,8 | 1,0 | 13,8 |
| **Obst und Obstprodukte[a]** | | | | | | | |
| Ananas, roh | 150 | 83 | 346 | 0,6 | 0,3 | 18,6 | 2,3 |
| in Dosen, Gesamtinhalt | 150 | 129 | 542 | 0,6 | 0,3 | 30,3 | 1,5 |
| Saft | 200 | 105 | 440 | 0,8 | 0,2 | 24,0 | + |
| Apfel, ungeschält, roh | 150 | 75 | 312 | 0,5 | 0,9 | 15,6 | 3,0 |
| Mus | 150 | 118 | 493 | 0,3 | 0,2 | 28,8 | 3,0 |
| Saft | 200 | 113 | 415 | 0,2 | + | 23,4 | + |
| Apfelsine (Orange), roh | 150 | 63 | 265 | 1,5 | 0,3 | 12,5 | 2,4 |
| Saft, frisch gepreßt | 200 | 92 | 383 | 1,4 | 0,4 | 18,8 | * |
| Aprikosen, roh | 150 | 65 | 270 | 1,5 | 0,2 | 12,8 | 2,3 |
| getrocknet | 35 | 84 | 351 | 1,8 | 0,2 | 16,8 | 3,0 |
| in Dosen, Gesamtinhalt | 150 | 107 | 447 | 0,9 | 0,2 | 25,5 | 3,0 |
| Nektar, ca. 40% Fru.ant. | 200 | 119 | 500 | 0,6 | 0,2 | 28,8 | * |
| Avocado, roh | 150 | 331 | 1385 | 2,9 | 35,3 | 0,6 | 9,5 |
| Banane, roh | 150 | 140 | 587 | 1,7 | 0,3 | 32,1 | 2,7 |
| getrocknet | 35 | 114 | 477 | 1,5 | 0,3 | 26,3 | 4,2 |
| Birne, roh | 150 | 83 | 346 | 0,8 | 0,5 | 18,6 | 5,0 |
| in Dosen, Gesamtinhalt | 150 | 114 | 478 | 0,5 | 0,3 | 27,5 | 3,0 |
| Brombeere, roh | 150 | 66 | 275 | 1,8 | 1,5 | 9,3 | 4,8 |
| Dattel, getrocknet | 35 | 97 | 406 | 0,7 | 0,2 | 22,8 | 3,2 |
| Erdbeere, roh | 150 | 48 | 201 | 1,2 | 0,6 | 8,3 | 2,4 |
| in Dosen | 150 | 115 | 481 | 0,9 | 0,3 | 27,2 | 1,5 |
| tiefgefroren | 150 | 49 | 206 | 1,2 | 0,6 | 9,8 | 3,0 |
| Feige, getrocknet | 35 | 86 | 361 | 1,4 | 0,5 | 18,9 | 4,5 |
| Grapefruit, roh | 150 | 67 | 281 | 0,9 | 0,3 | 13,5 | 2,4 |
| Saft, ungesüßt | 200 | 94 | 395 | 1,0 | 0,2 | 20,2 | + |

[a] = Energie und verwertbare Kohlenhydrat variabel je nach Zuckerzusatz

| Mineralstoffe je Portion | | | | | | Vitamine je Portion | | | | | |
|---|---|---|---|---|---|---|---|---|---|---|---|
| Natrium | Kalium | Calcium | Phosphor | Magnesium | Eisen | A (Retinol-Ä.) | E (Tocopherol-Ä.) | $B_1$ (Thiamin) | $B_2$ (Riboflavin) | $B_6$ (Pyridoxin) | C (Ascorbinsäure) |
| mg | mg | mg | mg | mg | mg | µg | mg | mg | mg | mg | mg |
| 330 | 310 | 10 | 66 | 12 | 2,0 | 434 | * | * | * | 0,08 | 6 |
| 12 | 682 | 8 | 170 | 24 | 2,0 | * | 1,2 | 0,06 | 0,74 | * | 6 |
| 3 | 258 | 24 | 14 | 26 | 0,6 | 15 | 0,2 | 0,12 | 0,05 | 0,12 | 30 |
| 2 | 113 | 20 | 11 | 12 | 0,5 | 5 | * | 0,12 | 0,03 | 0,11 | 11 |
| 2 | 298 | 24 | 18 | 24 | 1,4 | 16 | * | 0,10 | 0,04 | * | 18 |
| 5 | 216 | 11 | 18 | 10 | 0,7 | 6 | 0,7 | 0,05 | 0,05 | 0,15 | 18 |
| 3 | 171 | 7 | 9 | 15 | 0,6 | 9 | * | 0,02 | 0,03 | 0,09 | 3 |
| 4 | 218 | 14 | 16 | 8 | 0,6 | 14 | * | 0,04 | 0,06 | 0,10 | 2 |
| 2 | 265 | 63 | 33 | 21 | 0,6 | 17 | 0,5 | 0,14 | 0,06 | 0,15 | 75 |
| 2 | 314 | 22 | 32 | 24 | 0,4 | 24 | * | 0,20 | 0,06 | 0,10 | 104 |
| 3 | 420 | 26 | 33 | 14 | 0,9 | 397 | 0,8 | 0,06 | 0,08 | 0,11 | 15 |
| 3 | 479 | 29 | 39 | 18 | 1,5 | 2030 | * | + | 0,04 | 0,06 | 4 |
| 16 | 256 | 17 | 23 | 14 | 1,1 | 184 | * | 0,03 | 0,03 | 0,08 | 6 |
| + | 302 | 18 | 24 | * | 0,4 | 210 | * | 0,02 | 0,02 | * | 6 |
| 5 | 755 | 15 | 57 | 44 | 0,9 | 18 | 2,0 | 0,12 | 0,23 | 0,80 | 20 |
| 2 | 573 | 12 | 41 | 54 | 0,8 | 12 | 0,5 | 0,08 | 0,09 | 0,56 | 17 |
| 1 | 517 | 11 | 36 | * | 1,0 | 5 | * | 0,07 | 0,07 | * | 2 |
| 3 | 192 | 14 | 20 | 12 | 0,4 | 4 | 0,6 | 0,05 | 0,06 | 0,03 | 8 |
| 6 | 97 | 11 | 12 | 6 | 0,6 | 3 | * | 0,02 | 0,03 | 0,02 | 3 |
| 3 | 270 | 66 | 45 | 45 | 1,4 | 68 | 1,1 | 0,05 | 0,06 | 0,08 | 26 |
| 12 | 227 | 21 | 21 | 18 | 0,7 | 9 | * | 0,01 | 0,03 | 0,05 | 1 |
| 3 | 220 | 36 | 44 | 23 | 1,5 | 4 | 0,2 | 0,05 | 0,09 | 0,09 | 93 |
| 12 | 144 | 10 | 37 | 33 | 2,9 | * | * | 0,02 | 0,05 | 0,05 | 45 |
| 3 | 234 | 36 | 38 | 23 | 1,5 | 20 | 0,3 | 0,05 | 0,09 | * | 90 |
| 13 | 298 | 67 | 38 | 25 | 1,1 | 3 | * | 0,04 | 0,04 | 0,04 | 1 |
| 3 | 270 | 27 | 24 | 15 | 0,6 | 51,3 | 0,5 | 0,08 | 0,05 | 0,05 | 66 |
| 4 | 284 | 19 | 26 | 18 | 0,6 | + | * | 0,08 | 0,04 | 0,02 | 80 |

* = es liegen keine Daten vor   + = in Spuren   < = weniger als

| Lebensmittel (verzehrbarer Anteil) | Portionsgröße | Energie und Nährstoffe je Portion: Kilokalorien | Kilojoule | Eiweiß | Fett | verwertbare Kohlenhydrate | Ballaststoffe |
|---|---|---|---|---|---|---|---|
| | g | kcal | kJ | g | g | g | g |
| Heidelbeeren, roh | 150 | 55 | 231 | 1,1 | 0,9 | 9,2 | 7,4 |
| i. Dosen, ges., Gesamtinh. | 150 | 121 | 505 | 1,1 | 0,8 | 27,5 | 4,5 |
| Kulturheidelb., tiefgefroren | 150 | 125 | 523 | 1,1 | 0,8 | 28,5 | 7,5 |
| Himbeeren, roh | 150 | 50 | 210 | 2,0 | 0,5 | 7,2 | 7,1 |
| in Dosen, gesüßt | 150 | 129 | 542 | 1,1 | 0,5 | 30,3 | 6,0 |
| Holunderbeeren, schwarz, roh | 150 | 82 | 341 | 3,9 | 2,6 | 9,8 | 9,8 |
| Honigmelone, roh, Fruchtfl. | 150 | 82 | 341 | 1,4 | 0,2 | 18,6 | 1,1 |
| Johannisbeeren, rot | 150 | 50 | 207 | 1,7 | 0,3 | 7,4 | 5,3 |
| schwarz | 150 | 59 | 246 | 2,0 | 0,3 | 9,2 | 10,2 |
| weiß | 150 | 46 | 191 | 1,4 | * | 10,1 | 4,5 |
| Nektar, rot | 200 | 121 | 449 | 0,8 | + | 24,8 | + |
| Nektar, schwarz | 200 | 127 | 471 | 0,8 | + | 26,0 | + |
| Kaki, roh | 150 | 108 | 452 | 0,9 | 0,5 | 24,8 | 3,8 |
| Kaktusfeigen, roh | 150 | 57 | 238 | 1,2 | 1,1 | 10,7 | 7,5 |
| Kirschen, süß, roh[a] | 150 | 94 | 392 | 1,4 | 0,5 | 20,0 | 2,0 |
| sauer, roh[a] | 150 | 80 | 333 | 1,4 | 0,8 | 14,9 | 1,7 |
| Kiwi, roh | 150 | 75 | 313 | 1,4 | 0,9 | 13,7 | 3,2 |
| Litschi, roh | 150 | 113 | 472 | 1,4 | 0,5 | 25,5 | 2,4 |
| Mandarinen, roh | 150 | 69 | 288 | 0,9 | 0,5 | 15,3 | 3,0 |
| Mango, roh | 150 | 89 | 368 | 0,8 | 0,8 | 19,2 | 2,6 |
| Mirabellen, roh[a] | 150 | 101 | 422 | 1,1 | 0,3 | 22,5 | 1,4 |
| Nektarine, roh, ohne Stein | 150 | 80 | 334 | 1,4 | * | 18,6 | 3,0 |
| Olive, grün, mariniert, 5 Stck. | 25 | 33 | 138 | 0,6 | 3,0 | 0,6 | 1,0 |
| Papaya, roh | 150 | 20 | 83 | 0,9 | 0,2 | 3,6 | 2,9 |
| Pfirsich, roh | 150 | 65 | 270 | 1,1 | 0,2 | 14,1 | 2,9 |
| in Dosen, Gesamtinhalt | 150 | 104 | 434 | 0,6 | 0,2 | 24,8 | 1,7 |
| Pflaumen, roh[a] | 150 | 74 | 307 | 0,9 | 0,3 | 15,3 | 2,4 |
| Preiselbeeren, roh | 150 | 53 | 218 | 0,5 | 0,8 | 9,3 | 4,4 |
| in Dosen, gesüßt, 1 EL | 25 | 46 | 191 | 0,1 | 0,1 | 11,1 | 0,5 |

[a] = mindestens 85% der Ware ist verzehrbar

| Mineralstoffe je Portion | | | | | | Vitamine je Portion | | | | | |
|---|---|---|---|---|---|---|---|---|---|---|---|
| Natrium | Kalium | Calcium | Phosphor | Magnesium | Eisen | A (Retinol-Ä.) | E (Tocopherol-Ä.) | $B_1$ (Thiamin) | $B_2$ (Riboflavin) | $B_6$ (Pyridoxin) | C (Ascorbinsäure) |
| mg | mg | mg | mg | mg | mg | µg | mg | mg | mg | mg | mg |
| 2 | 110 | 15 | 20 | 3 | 1,1 | 9 | 3,1 | 0,03 | 0,03 | 0,09 | 33 |
| 6 | 95 | 18 | 24 | 5 | 3,9 | + | * | 0,05 | 0,06 | * | 12 |
| 2 | 105 | 15 | 17 | * | 1,2 | 27 | * | 0,05 | 0,09 | * | 11 |
| 2 | 254 | 60 | 66 | 45 | 1,5 | 6 | 1,4 | 0,05 | 0,11 | 0,12 | 38 |
| 11 | 138 | 27 | 20 | 20 | 2,7 | * | * | 0,02 | 0,09 | 0,06 | 8 |
| 1 | 455 | 56 | 86 | * | 2,4 | 90 | * | 0,11 | 0,11 | 0,38 | 27 |
| 30 | 495 | 9 | 32 | 15 | 0,3 | 1175 | 0,2 | 0,09 | 0,03 | * | 48 |
| 2 | 357 | 44 | 41 | 20 | 1,4 | 6 | 1,1 | 0,06 | 0,05 | 0,08 | 54 |
| 2 | 465 | 69 | 60 | 26 | 2,0 | 20 | 3,0 | 0,08 | 0,08 | 0,12 | 284 |
| 3 | 402 | 45 | 35 | 14 | 1,5 | 0 | * | 0,12 | 0,03 | * | 53 |
| + | 220 | 14 | 14 | * | 0,7 | 8 | * | + | + | * | 12 |
| 10 | 196 | 30 | 20 | * | 0,6 | 8 | * | + | + | * | 60 |
| 6 | 255 | 12 | 30 | 12 | 0,5 | 399 | * | 0,03 | 0,03 | * | 24 |
| * | 135 | 36 | 42 | * | 0,5 | 11 | * | 0,02 | 0,05 | * | 38 |
| 5 | 344 | 25 | 30 | 17 | 0,6 | 9 | 0,2 | 0,06 | 0,06 | 0,08 | 23 |
| 2 | 114 | 8 | 19 | 8 | 0,6 | 40 | 0,13 | 0,05 | 0,06 | * | 12 |
| 6 | 443 | 60 | 47 | 36 | 1,2 | 11 | * | 0,03 | 0,08 | * | 107 |
| 2,5 | 182 | 9,3 | 33 | * | 0,35 | * | * | 0,05 | 0,05 | * | 39,2 |
| 3 | 315 | 50 | 29 | 17 | 0,8 | 107 | 0,5 | 0,09 | 0,05 | 0,03 | 48 |
| 8 | 285 | 18 | 20 | 27 | 0,6 | 301 | 1,5 | 0,08 | 0,06 | * | 56 |
| + | 345 | 18 | 50 | 23 | 0,8 | 57 | * | 0,09 | 0,06 | * | 11 |
| 14 | 405 | 6 | 36 | 20 | 0,8 | * | * | 0,03 | 0,08 | * | 12 |
| 525 | 11 | 24 | 4 | 5 | 0,5 | 12 | * | 0,01 | 0,02 | 0,06 | 0 |
| 5 | 317 | 31 | 23 | 60 | 0,6 | 241 | * | 0,05 | 0,06 | * | 120 |
| 2 | 306 | 12 | 32 | 14 | 0,8 | 22 | 1,4 | 0,05 | 0,08 | 0,05 | 15 |
| 5 | 183 | 6 | 20 | 8 | 0,5 | 43 | * | 0,02 | 0,03 | 0,03 | 6 |
| 3 | 332 | 21 | 27 | 15 | 0,6 | 97 | 1,2 | 0,11 | 0,06 | 0,08 | 8 |
| 3 | 116 | 21 | 15 | 9 | 0,8 | 6 | 1,5 | 0,03 | 0,03 | 0,02 | 18 |
| 4 | 17 | 3 | 2 | 3 | 0,7 | * | * | * | * | * | * |

* = es liegen keine Daten vor + = in Spuren < = weniger als

| Lebensmittel (verzehrbarer Anteil) | Portionsgröße | Energie und Nährstoffe je Portion | | | | | |
|---|---|---|---|---|---|---|---|
| | | Kilokalorien | Kilojoule | Eiweiß | Fett | verwertbare Kohlenhydrate | Ballaststoffe |
| | g | kcal | kJ | g | g | g | g |
| Quitten, roh | 150 | 57 | 238 | 0,6 | 0,8 | 11,0 | 9,0 |
| Reineclauden, roh | 150 | 84 | 353 | 1,2 | * | 18,5 | 3,5 |
| Rosinen, getr., ohne Kern | 35 | 98 | 411 | 0,9 | 0,2 | 23,2 | 1,9 |
| Stachelbeeren, roh | 150 | 56 | 233 | 1,2 | 0,3 | 10,5 | 4,5 |
| Wassermelone | 150 | 56 | 235 | 0,9 | 0,3 | 12,5 | 0,3 |
| Weintraube, roh | 150 | 102 | 424 | 1,1 | 0,5 | 22,8 | 2,3 |
| Saft | 200 | 136 | 572 | 0,4 | + | 33,2 | * |
| Zitrone, roh, geschält | 50 | 18 | 75 | 0,4 | 0,3 | 1,6 | 2,2 |
| **Getränke** | | | | | | | |
| **Alkoholfreie Getränke** | | | | | | | |
| Alkoholfreies Schankbier (0,04°–0,6°)[a] | 250 | 70 | 298 | 0,8 | + | 13,4 | * |
| Cola | 330 | 188 | 795 | 10,9 | * | 36,3 | * |
| Fruchtsaftgetränke | 200 | 98 | 412 | * | * | 24,0 | * |
| Kalorienarme Erfrischungsgetränke: | | | | | | | |
| Zitrone, ca. 5% Saftgehalt | 200 | 14 | 58 | + | + | 3,0 | * |
| Orange, ca. 8% Saftgehalt | 200 | 18 | 76 | + | + | 4,0 | * |
| Orange, ca. 30% Saftgeh. | 200 | 24 | 100 | 0,4 | + | 5,6 | * |
| klare Zitrone | 200 | 10 | 42 | + | + | 2,4 | * |
| Limonade | 200 | 98 | 412 | * | * | 24,0 | * |
| Malzbier (0,04°–0,6°)[a] | 200 | 96 | 398 | 0,8 | 0 | * | 0 |
| **Alkoholische Getränke** | | | | | | | |
| Altbier (5°)[a] | 250 | 108 | 450 | 0 | 0 | * | * |
| Apfelwein (5°) | 200 | 91 | 378 | + | * | 5,2 | * |
| Bockbier, hell, unt.gärig (7°)[a] | 250 | 155 | 648 | 1,8 | 0 | * | 0 |
| Branntwein (32°) | 20 | 23 | 149 | * | * | * | * |
| Dessertweine (16°–18°) | 50 | 80 | 336 | 0,1 | * | 7,5 | * |
| Diät-Vollbier (5°)[a] | 250 | 83 | 350 | 1,0 | 0 | * | 0 |

[a] = Quelle: Prof. Dr. A. Piendl, Volumenprozent Alkohol auf der Basis von g/100 g

| Mineralstoffe je Portion | | | | | | Vitamine je Portion | | | | | |
|---|---|---|---|---|---|---|---|---|---|---|---|
| Natrium | Kalium | Calcium | Phosphor | Magnesium | Eisen | A (Retinol-Ä.) | E (Tocopherol-Ä.) | $B_1$ (Thiamin) | $B_2$ (Riboflavin) | $B_6$ (Pyridoxin) | C (Ascorbinsäure) |
| mg | mg | mg | mg | mg | mg | µg | mg | mg | mg | mg | mg |
| 3 | 301 | 15 | 29 | 12 | 0,9 | 9 | * | 0,05 | 0,05 | * | 21 |
| 2 | 365 | 20 | 38 | 15 | 1,7 | 45 | * | * | * | * | 9 |
| 21 | 782 | 80 | 110 | 41 | 2,27 | 5 | * | 0,12 | 0,05 | 0,11 | 1 |
| 2 | 305 | 36 | 45 | 23 | 0,9 | 27 | 0,9 | 0,03 | 0,03 | 0,03 | 51 |
| 1 | 237 | 17 | 17 | 5 | 0,6 | 130 | * | 0,08 | 0,08 | 0,11 | 9 |
| 3 | 288 | 27 | 30 | 14 | 0,8 | 8 | 1,0 | 0,08 | 0,05 | 0,11 | 6 |
| 6 | 296 | 24 | 24 | 18 | 0,9 | * | * | 0,06 | 0,03 | 0,03 | 2 |
| 2 | 72 | 10 | 8 | 14 | 0,3 | + | * | 0,03 | 0,01 | 0,03 | 27 |
| | | | | | | | | | | | |
| | | | | | | | | | | | |
| 6,5 | 100 | 13 | 50 | 18 | + | 0 | 0 | + | 0,04 | 0,09 | 0 |
| 12 | 3 | 13 | 20 | 3 | * | 0 | * | * | * | * | * |
| * | * | * | * | * | * | * | * | * | * | * | * |
| | | | | | | | | | | | |
| * | * | * | * | * | * | * | * | * | * | * | * |
| * | * | * | * | * | * | * | * | * | * | * | * |
| * | * | * | * | * | * | * | * | * | * | * | * |
| * | * | * | * | * | * | * | * | * | * | * | * |
| * | * | * | * | * | * | * | * | * | * | * | * |
| 14 | 54 | 8 | 34 | 14 | 0,2 | 0 | 0 | + | 0,08 | * | 0 |
| | | | | | | | | | | | |
| * | 123 | 10 | 73 | 28 | + | 0 | 0 | + | 0,12 | * | 0 |
| 2 | 240 | 20 | 14 | 10 | 1,0 | * | * | * | * | * | * |
| 8 | 180 | 10 | 125 | 30 | + | 0 | 0 | + | 0,11 | * | 0 |
| + | * | * | * | * | * | * | * | * | * | * | * |
| 1 | 50 | 5 | 5 | 4 | 0,3 | * | * | * | * | * | * |
| 10 | 113 | 10 | 78 | 25 | + | 0 | 0 | + | 0,09 | * | 0 |

* = es liegen keine Daten vor + = in Spuren

| **Lebensmittel** (verzehrbarer Anteil) | Portionsgröße | Energie und Nährstoffe je Portion | | | | | |
|---|---|---|---|---|---|---|---|
| | | Kilokalorien | Kilojoule | Eiweiß | Fett | verwertbare Kohlenhydrate | Ballaststoffe |
| | g | kcal | kJ | g | g | g | g |
| Doppelbockbier, dunkel (8°)[a] | 250 | 173 | 723 | 2,0 | 0 | 0 | 0 |
| Exportbier, hell (5°)[a] | 250 | 118 | 488 | 1,3 | 0 | * | 0 |
| Fruchtdessertwein (13°–14°) | 50 | 64 | 267 | + | * | 6,0 | * |
| Kölschbier (5°)[a] | 250 | 105 | 440 | 1,0 | 0 | * | 0 |
| Lagerbier (Vollbier), hell (5°)[a] | 250 | 108 | 445 | 1,3 | 0 | * | 0 |
| Liköre (30°) | 20 | 33 | 139 | * | * | 6,0 | 0 |
| Obstbranntwein (40°–45°) | 20 | 50 | 197 | * | * | * | 0 |
| Pilsener Lagerbier (5°)[a] | 250 | 108 | 448 | 1,3 | + | 7,8 | 0 |
| Qualitätswein, weiß (10°–12°) | 125 | 88 | 369 | 0,1 | * | 3,3 | 0 |
| rot (10°–12°) | 125 | 93 | 389 | 0,1 | * | 3,2 | 0 |
| Sekt (11°–12°) | 100 | 83 | 349 | 0,1 | * | 5,1 | 0 |
| Tafelwein, weiß (9°–10°) | 125 | 81 | 341 | 0,1 | * | 3,1 | 0 |
| Weinbrand (38°) | 20 | 48 | 201 | * | * | 0,4 | 0 |
| Weizenvollbier, hefefrei (5°)[a] | 250 | 115 | 475 | 1,3 | 0 | * | 0 |
| hefehaltig (5°)[a] | 250 | 115 | 475 | 1,3 | 0 | * | 0 |
| Whisky (43°) | 20 | 48 | 200 | * | * | + | 0 |
| **Süßwaren** | | | | | | | |
| Bienenhonig im Durchschn. | 20 | 65 | 272 | 0,6 | 0 | 16,2 | + |
| Gummibärchen, 10 Stück | 30 | 98 | 413 | 1,8 | * | 22,8 | * |
| Kakaopulv., schw. entölt, 1TL | 5 | 17 | 71 | 1,0 | 1,2 | 0,5 | * |
| Konfitüre im Durchschnitt | 20 | 53 | 224 | 0,1 | + | 13,2 | 0,6 |
| Marzipan | 30 | 136 | 569 | 2,4 | 7,5 | 14,7 | 0,3 |
| Nougat | 30 | 150 | 628 | 1,5 | 7,2 | 19,8 | + |
| Nuß-Nougat-Creme | 20 | 107 | 446 | 0,9 | 6,3 | 11,7 | * |
| Schokolade, halbbitter | 30 | 152 | 637 | 1,6 | 9,0 | 16,2 | + |
| Vollmilchschokolade | 30 | 158 | 660 | 2,4 | 9,0 | 16,8 | + |
| mit Haselnüssen (20%) | 30 | 167 | 701 | 2,9 | 10,9 | 14,3 | * |
| Zucker | 10 | 40 | 168 | 0 | 0 | 10,0 | * |

[a] = Quelle: Prof. Dr. A. Piendl, Volumenprozent Alkohol auf der Basis von g/100 g

| Mineralstoffe je Portion | | | | | | Vitamine je Portion | | | | | |
|---|---|---|---|---|---|---|---|---|---|---|---|
| Natrium | Kalium | Calcium | Phosphor | Magnesium | Eisen | A (Retinol-Ä.) | E (Tocopherol-Ä.) | $B_1$ (Thiamin) | $B_2$ (Riboflavin) | $B_6$ (Pyridoxin) | C (Ascorbinsäure) |
| mg | mg | mg | mg | mg | mg | µg | mg | mg | mg | mg | mg |
| 5 | 198 | 8 | 128 | 33 | + | 0 | 0 | + | 0,16 | * | 0 |
| 5 | 128 | 8 | 90 | 25 | + | 0 | 0 | + | 0,10 | * | 0 |
| 1 | 50 | 5 | 3 | * | 0,3 | * | * | * | * | * | * |
| 15 | 120 | 10 | 65 | 23 | + | 0 | 0 | + | 0,08 | * | 0 |
| 5 | 115 | 5 | 80 | 20 | + | 0 | 0 | + | 0,08 | * | 0 |
| * | * | * | * | * | * | * | * | * | * | * | * |
| * | * | * | * | * | * | * | * | * | * | * | * |
| 11 | 138 | 10 | 78 | 25 | + | 0 | 0 | + | 0,08 | 0,16 | 0 |
| 3 | 103 | 13 | 19 | 13 | 0,8 | * | * | + | + | 0,03 | * |
| 5 | 116 | 10 | 35 | 10 | 0,9 | * | * | * | 0,03 | 0,03 | * |
| 3 | 50 | 10 | 10 | 8 | 0,5 | * | * | * | * | * | * |
| 1 | 113 | 13 | 13 | 10 | 0,6 | * | * | * | * | * | * |
| + | + | * | * | * | * | * | * | * | * | * | * |
| 8 | 123 | 8 | 78 | 25 | + | 0 | 0 | + | 0,10 | * | 0 |
| 5 | 110 | 8 | 80 | 20 | + | 0 | 0 | + | 0,10 | * | 0 |
| + | + | + | + | + | * | * | * | * | * | * | * |
| 1 | 9 | 1 | 4 | 1 | 0,2 | + | * | 0,01 | 0,01 | * | <1 |
| * | * | * | * | * | * | * | * | * | * | * | * |
| + | 96 | 6 | 33 | 21 | 0,6 | + | <0,1 | + | 0,02 | <0,01 | 0 |
| 2 | 3 | 2 | 3 | 2 | + | * | * | + | + | * | <1 |
| 15 | 63 | 13 | 66 | 36 | 0,6 | 0 | * | 0,02 | 0,14 | 0,02 | 1 |
| 1 | 47 | 23 | 38 | 20 | 0,9 | 0 | 2,5 | 0,04 | 0,02 | * | <1 |
| 9 | 88 | 26 | 40 | 12 | 0,8 | 15 | * | * | 0,04 | 0,03 | * |
| 5 | 135 | 18 | 66 | 15 | 0,9 | + | 0,6 | 0,02 | 0,02 | * | 0 |
| 29 | 120 | 74 | 71 | 12 | 0,9 | + | 0,6 | 0,03 | 0,11 | * | + |
| 24 | 132 | 72 | 75 | 20 | 0,9 | + | 2,1 | 0,05 | 0,10 | * | <1 |
| + | + | <1 | + | + | + | 0 | 0 | 0 | 0 | 0 | 0 |

* = es liegen keine Daten vor   + = in Spuren   < = weniger als

| Lebensmittel (verzehrbarer Anteil) | Portionsgröße | Energie und Nährstoffe je Portion | | | | | |
|---|---|---|---|---|---|---|---|
| | | Kilokalorien | Kilojoule | Eiweiß | Fett | verwertbare Kohlenhydrate | Ballaststoffe |
| | g | kcal | kJ | g | g | g | g |
| **Süßspeisen**[a] | | | | | | | |
| 1. Cremespeisen ohne Kochen | | | | | | | |
| Fruchtcreme, verzehrfertig | 125 | 136 | 573 | 3,8 | 3,8 | 21,9 | * |
| Schokoladencreme, verzehrf. | 125 | 180 | 756 | 3,8 | 7,5 | 24,4 | * |
| Vanillecreme, verzehrfertig | 125 | 174 | 730 | 3,8 | 6,9 | 24,4 | * |
| 2. Puddinge und Soßen | | | | | | | |
| Götterspeise, verz. m. Wasser | 125 | 75 | 314 | 1,8 | 0 | 17,0 | * |
| Rote Grütze, verz. m. Wasser | 125 | 106 | 439 | 0 | 0 | 26,3 | * |
| Schokopud., verz. m. Milch | 125 | 159 | 666 | 3,8 | 4,4 | 26,3 | * |
| Vanille-, Mandel-, Sahnepudding, verzehrf. m. Milch | 125 | 131 | 551 | 3,6 | 4,1 | 20,0 | * |
| Vanillesoße, verz. m. Milch | 125 | 121 | 509 | 3,8 | 4,3 | 17,5 | * |
| 3. Speiseeis | | | | | | | |
| Fruchteis | 75 | 60 | 252 | + | + | 15,0 | * |
| Milchspeiseeis | 75 | 95 | 398 | 3,8 | 2,3 | 15,0 | * |
| Rahm-, Sahneeis | 75 | 165 | 694 | 1,5 | 12,8 | 11,3 | * |
| Softeis | 75 | 86 | 362 | 2,3 | 2,3 | 14,3 | * |
| **Fertiggerichte** | | | | | | | |
| **Gemüsezubereitungen**[a] | | | | | | | |
| 1. Vollkonserven | | | | | | | |
| Bayrisch Kraut | 150 | 123 | 516 | 1,5 | 9,0 | 9,0 | * |
| Brechbohnengemüse | 150 | 83 | 347 | 1,5 | 4,5 | 9,0 | * |
| Karottengemüse | 150 | 81 | 339 | 1,5 | 3,0 | 12,0 | * |
| Kohlrabigemüse | 150 | 63 | 264 | 1,5 | 3,0 | 8,0 | * |
| Lauchgemüse | 150 | 89 | 371 | 1,5 | 4,5 | 10,5 | * |
| 2. Tiefkühlkost | | | | | | | |
| Apfelrotkohl | 150 | 96 | 404 | 1,1 | 3,3 | 15,6 | * |
| Balkangemüse | 150 | 111 | 461 | 6,0 | 0,9 | 19,5 | * |

[a] = Werte stellen das Mittel handelsüblicher Produkte dar.

| Lebensmittel (verzehrbarer Anteil) | Portionsgröße | Energie und Nährstoffe je Portion | | | | | |
|---|---|---|---|---|---|---|---|
| | | Kilokalorien | Kilojoule | Eiweiß | Fett | verwertbare Kohlenhydrate | Ballaststoffe |
| | g | kcal | kJ | g | g | g | g |
| Dicke Bohnen in Rahmsoße | 150 | 180 | 756 | 5,0 | 12,0 | 13,1 | * |
| Leipziger Allerlei | 150 | 138 | 575 | 5,0 | 7,1 | 13,5 | * |
| Rahmporree | 200 | 142 | 590 | 4,4 | 7,4 | 14,0 | * |
| Rahmspinat | 150 | 108 | 384 | 4,8 | 4,4 | 8,4 | * |
| 3. Salate u. eingelegte Gemüse | | | | | | | |
| Bohnensalat | 100 | 25 | 105 | 1,0 | + | 5,0 | * |
| Karottensalat | 100 | 36 | 150 | 1,0 | + | 8,0 | * |
| Maiskölbchen | 100 | 28 | 117 | 1,0 | + | 6,0 | * |
| Mixed Pickles | 100 | 18 | 75 | 1,0 | + | 4,0 | * |
| Paprikasalat | 100 | 32 | 135 | 1,0 | + | 7,0 | * |
| Relish | 20 | 19 | 80 | 0,2 | + | 4,2 | * |
| Rote Bete | 150 | 54 | 225 | 1,5 | + | 12,0 | * |
| Rotkohl | 150 | 66 | 278 | 1,5 | + | 15,0 | * |
| Selleriesalat | 100 | 25 | 105 | 1,0 | + | 5,0 | * |
| Silberzwiebeln | 50 | 8 | 34 | + | + | 2,0 | * |
| Weißkohlsalat | 100 | 32 | 135 | 2,0 | 1,0 | 5,0 | * |
| **Fisch- und Fleischzubereitungen, Fertigmenüs[a]** | | | | | | | |
| 1. Vollkonserven | | | | | | | |
| Gulasch, ungarische Art | 200 | 312 | 1310 | 27,0 | 20,0 | 6,0 | * |
| Hühner-Suppentopf | 150 | 123 | 516 | 4,5 | 9,0 | 6,0 | * |
| Nasi-goreng | 250 | 445 | 1868 | 12,5 | 15,0 | 65,0 | * |
| Pichelsteiner Eintopf | 250 | 158 | 660 | 10,0 | 7,5 | 12,5 | * |
| Ravioli mit Tomatensoße | 320 | 301 | 1267 | 11,2 | 8,0 | 46,4 | * |
| 2. Tiefkühlkost (tiefgefroren, küchenfertig) | | | | | | | |
| Fischstäbchen | 150 | 255 | 1071 | 19,2 | 6,6 | 29,7 | * |
| Seefisch in Rahmsoße | 200 | 234 | 980 | 26,0 | 10,0 | 10,0 | * |
| Bami-goreng | 250 | 400 | 1675 | 17,5 | 20,0 | 37,5 | * |
| Frühlingsrolle | 150 | 225 | 909 | 12,0 | 2,0 | 38,0 | * |
| Hacksteak | 150 | 360 | 1515 | 21,0 | 24,0 | 15,0 | * |

* = es liegen keine Daten vor  + = in Spuren

| Lebensmittel (verzehrbarer Anteil) | Portionsgröße | Energie und Nährstoffe je Portion: Kilokalorien | Kilojoule | Eiweiß | Fett | verwertbare Kohlenhydrate | Ballaststoffe |
|---|---|---|---|---|---|---|---|
| | g | kcal | kJ | g | g | g | g |
| Hühnerfrikassee | 225 | 185 | 774 | 16,4 | 9,5 | 8,1 | * |
| Königsberger Klopse | 225 | 439 | 1845 | 15,8 | 3,6 | 13,5 | * |
| Pizza Baguette | 125 | 488 | 2041 | 11,0 | 35,0 | 32,3 | * |
| Pizza mit Champignons | 300 | 582 | 2436 | 24,3 | 20,4 | 75,0 | * |
| Pizza mit Salami | 300 | 924 | 3867 | 31,5 | 52,5 | 81,0 | * |
| Pizza Margharita | 300 | 648 | 2709 | 26,4 | 20,4 | 90,0 | * |
| Sauerbraten | 225 | 236 | 990 | 18,0 | 11,3 | 15,8 | * |
| 3. In der Folie | | | | | | | |
| Cannelloni | 300 | 360 | 1500 | 12,0 | 18,0 | 36,0 | * |
| Ćevapčići | 300 | 372 | 1557 | 21,0 | 24,0 | 18,0 | * |
| Chinagericht, süß-sauer | 300 | 270 | 1125 | 18,0 | 6,0 | 36,0 | * |
| Lasagne | 300 | 375 | 1569 | 18,0 | 15,0 | 42,0 | * |
| Paella | 350 | 539 | 2429 | 31,5 | 21,0 | 56,0 | * |
| **Kartoffelerzeugnisse**[a] | | | | | | | |
| 1. Tiefkühlkost, küchenfertig | | | | | | | |
| Kartoffelpuffer | 200 | 308 | 1294 | 4,8 | 10,6 | 47,6 | * |
| Kartoffelkroketten | 100 | 123 | 516 | 1,3 | 1,0 | 27,3 | * |
| Pommes frites[b] | 150 | 257 | 1080 | 5,3 | 9,0 | 37,5 | * |
| Rösti | 200 | 228 | 952 | 3,2 | 6,6 | 38,8 | * |
| 2. Trockenprodukte (nach Anweisung verzehrfertig zubereitet) | | | | | | | |
| Bratkartoffeln (pfannenfertig) | 200 | 184 | 770 | 4,0 | + | 42,0 | * |
| Kartoffelchips | 50 | 283 | 1193 | 3,0 | 20,0 | 23,0 | * |
| Kartoffelklöße/-knödel | | | | | | | |
| halb und halb | 180 | 189 | 792 | 3,6 | + | 43,2 | * |
| gekocht | 180 | 194 | 819 | 3,6 | + | 45,0 | * |
| roh | 180 | 189 | 792 | 3,6 | + | 43,2 | * |
| Kartoffelkroketten (pfannenf.) | 150 | 144 | 608 | 3,0 | + | 33,0 | * |
| Kartoffelpuffer (pfannenf.) | 150 | 126 | 533 | 1,5 | + | 30,0 | * |
| Kartoffelpüree | 200 | 174 | 730 | 4,0 | 6,0 | 26,0 | * |

[a] = Werte stellen das Mittel handelsüblicher Produkte dar. [b] = Höchstwerte

| Lebensmittel (verzehrbarer Anteil) | Portionsgröße | Energie und Nährstoffe je Portion | | | | | |
|---|---|---|---|---|---|---|---|
| | | Kilokalorien | Kilojoule | Eiweiß | Fett | verwertbare Kohlenhydrate | Ballaststoffe |
| | g | kcal | kJ | g | g | g | g |
| **Suppen nach Anleitung verzehrfertig zubereitet**[a] | | | | | | | |
| 1. Vollkonserven (Dose) | | | | | | | |
| Champignon-/Spargelcremes. | 150 | 75 | 315 | 1,5 | 4,5 | 7,5 | * |
| Gulaschsuppe | 150 | 83 | 345 | 3,0 | 4,5 | 7,5 | * |
| Ochsenschwanzsuppe, klar | 150 | 23 | 98 | 4,5 | + | + | * |
| gebunden | 150 | 75 | 315 | 3,0 | 4,5 | 6,0 | * |
| Tomatencremesuppe | 150 | 60 | 255 | 1,5 | 1,5 | 10,5 | * |
| 2. Trockenprodukte | | | | | | | |
| Champignon-/Spargelcremes. | 150 | 53 | 225 | 1,5 | 1,5 | 7,5 | * |
| Gulaschsuppe | 150 | 72 | 300 | 2,7 | 4,1 | 6,0 | * |
| Hühner-/Rindfleischsuppe mit Einlage | 150 | 45 | 188 | 1,5 | 1,5 | 6,0 | * |
| Ochsenschwanzsuppe, gebunden | 150 | 45 | 188 | 1,5 | 1,5 | 6,0 | * |
| Tomatencremesuppe | 150 | 53 | 225 | 1,5 | 1,5 | 7,5 | * |
| Fruchtsuppe | 150 | 83 | 345 | + | + | 21,0 | * |
| 3. Instantsuppen | | | | | | | |
| gebunden | 150 | 60 | 248 | 1,5 | 3,0 | 7,5 | * |
| klar | 150 | 30 | 126 | + | 1,5 | 3,0 | * |
| Fruchtsuppe | 150 | 90 | 377 | + | + | 22,5 | * |
| **Eintopfsuppen nach Anleitung verzehrfertig zubereitet**[a] | | | | | | | |
| 1. Vollkonserven | | | | | | | |
| Erbseneintopf mit Speck | 200 | 210 | 878 | 8,8 | 9,2 | 22,0 | * |
| Hühnertopf mit Reis | 200 | 188 | 786 | 3,8 | 12,0 | 16,2 | * |
| Linseneintopf mit Speck | 200 | 182 | 762 | 9,4 | 6,8 | 20,0 | * |
| Serb. Bohnensuppe m. Speck | 200 | 200 | 850 | 8,0 | 10,0 | 20,0 | * |
| 2. Trockenprodukte | | | | | | | |
| Bohneneintopf mit Speck (weiße Bohnen) | 200 | 180 | 760 | 8,0 | 6,0 | 24,0 | * |

* = es liegen keine Daten vor  + = in Spuren

| **Lebensmittel** (verzehrbarer Anteil) | Portionsgröße | Energie und Nährstoffe je Portion: Kilokalorien | Kilojoule | Eiweiß | Fett | verwertbare Kohlenhydrate | Ballaststoffe |
|---|---|---|---|---|---|---|---|
| | g | kcal | kJ | g | g | g | g |
| Erbseneintopf mit Speck | 200 | 190 | 800 | 10,0 | 6,0 | 24,0 | * |
| Gemüseeintopf | 200 | 106 | 440 | 4,0 | 2,0 | 18,0 | * |
| Linseneintopf mit Speck | 200 | 210 | 880 | 10,0 | 8,0 | 24,0 | * |
| **Soßen**[a] | | | | | | | |
| 1. Trockenprodukte (nach Anleitung verzehrfertig zubereitet) | | | | | | | |
| Bratensaft | 60 | 27 | 114 | 0,6 | 1,8 | 1,8 | * |
| Bratensoße | 60 | 27 | 114 | 1,2 | 1,2 | 3,0 | * |
| Jägersoße | 60 | 33 | 138 | 1,2 | 1,8 | 3,0 | * |
| Rahmsoße | 60 | 57 | 240 | 1,8 | 4,2 | 4,2 | * |
| Tomatensoße | 60 | 36 | 150 | 1,2 | 0,6 | 6,6 | * |
| Weiße/Helle Soße | 60 | 39 | 159 | 1,2 | 1,8 | 4,2 | * |
| 2. Salatsoßen/Dressings und Würzen kalt | | | | | | | |
| Barbecuesoße | 20 | 25 | 104 | 0,2 | * | 6,0 | * |
| Meerrettich | 20 | 17 | 71 | 0,4 | 1,0 | 1,6 | * |
| Remoulade, 80% | 20 | 144 | 603 | + | 16,0 | + | * |
| Salatsoße mit Joghurt | 25 | 41 | 171 | 0,3 | 3,8 | 1,5 | * |
| mit Sauerrahm | 25 | 62 | 260 | 0,3 | 6,0 | 1,8 | * |
| Schaschliksoße | 20 | 20 | 84 | 0,2 | * | 5,0 | * |
| Senf | 8 | 6 | 25 | 0,8 | 0,2 | 0,2 | * |
| Tomatenketchup | 8 | 9 | 39 | <0,1 | + | 2,2 | * |
| 3. Diverses | | | | | | | |
| Bolognese fix, 1 Paket (für 400 g Fleisch) | 50 | 170 | 715 | 6,0 | 5,0 | 25,0 | * |
| Bratenfix, 1 Paket (für 1 kg Fleisch) | 50 | 193 | 805 | 5,0 | 8,0 | 25,0 | * |
| Panierfix, 1 Paket (für 4–5 Schnitzel) | 50 | 185 | 780 | 7,5 | 3,5 | 31,0 | * |
| Soßenbinder, dunkel | 10 | 36 | 149 | <0,1 | 0 | 8,8 | * |
| hell | 10 | 35 | 147 | 0,2 | 0,3 | 8,0 | * |

[a] = Werte stellen das Mittel handelsüblicher Produkte dar.. * = es liegen keine Daten vor + = in Spuren

# Das Wichtigste über die Vitamine

Ohne Vitamine gibt es kein Leben. »Vita« bedeutet Leben – und tatsächlich kann niemand ohne Vitamine existieren. Sie sind für nahezu alle lebenswichtigen Körperfunktionen und das Wachstum unentbehrlich. Sie wirken bereits in äußerst geringen Mengen.

Die Vitamine sind organische Verbindungen. Man teilt sie in fettlösliche und wasserlösliche ein. Die *Vitamine A, D, E* und *K sind fettlöslich*, die anderen Vitamine – Vitamin *$B_1$, $B_2$, $B_6$, $B_{12}$, Niacin, Folsäure, Pantothensäure, Biotin und Vitamin C – sind wasserlöslich*. Die wasserlöslichen Vitamine, mit Ausnahme von Vitamin C, werden häufig auch unter dem Begriff »Vitamin-B-Komplex« oder »Vitamine der B-Gruppe« zusammengefaßt. Im Körper werden die einzelnen Vitamine als unersetzbare Partner bei verschiedenen Stoffwechselreaktionen benötigt.

Die Vitamine können im Körper nicht oder oft nur unzureichend gebildet werden. Auch vermag der Körper nur für die fettlöslichen Vitamine und für Vitamin $B_{12}$ relativ große Speicher anzulegen. Die Speicher für die übrigen wasserlöslichen Vitamine sind dagegen so klein, daß sie den Bedarf nur für kurze Zeit (Tage bis wenige Wochen) decken können. Aus diesem Grund müssen die Vitamine dem Körper regelmäßig zugeführt werden.

Eine ausreichende Vitaminzufuhr wird am sinnvollsten durch eine ausgewogene und abwechslungsreiche gemischte Kost erreicht. Denn damit können zum einen die empfohlenen Vitaminzufuhren sichergestellt, zum anderen Überdosierungen verhindert werden. So können zum Beispiel die fettlöslichen Vitamine A und E bei übermäßig hoher Aufnahme giftig wirken. Auch von einer zu hohen Vitamin-C-Aufnahme ist abzuraten; zwar wird Vitamin C, wie alle wasserlöslichen Vitamine, bei erhöhter Zufuhr vermehrt mit dem Urin wieder ausgeschieden, der Körper gewöhnt sich jedoch an das hohe Vitamin-C-Angebot.

Wird dieses Vitamin dann wieder in geringerer Menge zugeführt, kommt es zu einer Unterversorgung, und zwar selbst dann, wenn diese Menge normalerweise bedarfsdeckend wäre. Bei besonders schwerer körperlicher Belastung, bei Krankheit sowie während Schwangerschaft und Stillzeit ist der Vitaminbedarf erhöht.

## Vitamin A (Retinol)

Dieses fettlösliche Vitamin ist in tierischen Produkten hauptsächlich als Retinol enthalten. In Pflanzen dagegen ist Vitamin A in seinen Vorstufen vorhanden. Diese Vorstufen werden auch als Provitamine A bezeichnet, das bedeutendste ist das β-(Beta-) Carotin. Die Vitamin-A-Vorstufen können im Körper in Vitamin A umgewandelt werden und tragen zur Bedarfsdeckung bei. Dabei werden 6 Teile β-Carotin bzw. 12 Teile anderer Carotinoide benötigt, um im Körper 1 Teil Vitamin A zu bilden. Man sagt auch: 6 Teile β-Carotin bzw. 12 Teile anderer Carotinoide entsprechen 1 Teil Retinol-Äquivalent.
Vitamin A und die Vitamin-A-Vorstufen werden vom Körper nur in Verbindung mit Fett aufgenommen. Aus diesem Grund sollten Sie fettarme Vitamin-A- sowie Carotinhaltige Lebensmittel zusammen mit Fetten, Ölen oder fetthaltigen Lebensmitteln verzehren. Reichern Sie zum Beispiel das Möhrengemüse mit etwas Butter oder Öl an.
Die Funktion des Vitamin A: Es ist als Bestandteil des Farbstoffes der Netzhaut für den Sehvorgang unentbehrlich.
Zudem dient Vitamin A dem Aufbau und der Erhaltung der äußersten Gewebeschicht von Haut und Schleimhaut. Außerdem ist Vitamin A die Voraussetzung für ein normales Wachstum.
So viel Vitamin A brauchen Sie: Der Bedarf an Vitamin A wird normalerweise mit 1 mg Retinol-Äquivalenten pro Tag gedeckt.

So wirkt sich ein Vitaminmangel aus: Bei leichtem Vitamin-A-Mangel ist die Anpassung der Sehkraft beim Übergang vom Hellen zum Dunkeln erschwert (Beeinträchtigung der Dämmerungssehschärfe und Nachtblindheit). Schwerer Vitamin-A-Mangel führt zu Veränderungen der Augenstrukturen verbunden mit völliger Erblindung. Hautveränderungen, gestörte Zahnbildung und Wachstumsverzögerungen wurden ebenfalls beobachtet.

In hohen Dosen kann Vitamin A – nicht die Vitamin-A-Vorstufen! – bleibende Schäden am ungeborenen Kind, schwere Nebenwirkungen wie Kopfschmerzen und Hautveränderungen bis hin zu Lebervergrößerungen und schmerzhaften Skelettveränderungen erzeugen. Über längere Zeit dürfen daher Säuglingen nicht mehr als 3 bis 4 mg, Erwachsenen nicht über 15 mg pro Tag ohne besondere ärztliche Anordnung verabreicht werden.

## Besonders reiche Vitamin-A-Quellen

Lebensmittel, durch die mit einer Portion mindestens 15% der DGE-Empfehlungen erreicht werden (orientiert an der Empfehlung für männliche Erwachsene: 1,0 mg pro Tag).

| Lebensmittel (verzehrbarer Anteil) | kcal pro Portion | % der empfohlenen Tageszufuhr |
|---|---|---|
| **Käse** 1 Portion = 30 g | | |
| Camembert, 60% Fett i.Tr. | 110 | 19% |
| **Fett** 1 Portion = 10 g | | |
| Lebertran | 90 | 255% ● |

| Lebensmittel (verzehrbarer Anteil) | kcal pro Portion | % der empfohlenen Tageszufuhr |
|---|---|---|
| **Fisch** 1 Portion = 100 g | | |
| Flußaal | 281 | 98% ● |
| **Fischdauerwaren** 1 Portion = 45 g | | |
| Aal, geräuchert | 148 | 42% |

● 76 bis 100% und darüber

| Lebensmittel (verzehrbarer Anteil) | kcal pro Portion | % der empfohlenen Tageszufuhr |
|---|---|---|
| **Geflügel** 1 Portion = 100 g | | |
| Suppenhuhn | 257 | 26% |
| **Innereien** 1 Portion = 100 g | | |
| **Huhn,** Leber | 136 | 1280% ● |
| **Kalb,** Leber | 130 | 2190% ● |
| **Rind,** Leber | 121 | 1530% ● |
| **Schwein,** Leber | 133 | 3910% ● |
| **Fleisch- und Wurstwaren** 1 Portion = 30 g | | |
| Leberpastete | 94 | 28% |
| Leberw., mager | 77 | 51% ◑ |
| Leberw., grob | 98 | 249% ● |
| **Gemüse für Frischkost** 1 Portion = 50 g | | |
| Brunnenkresse | 11 | 23% |
| Chicorée | 8 | 29% |
| Feldsalat | 6 | 33% |
| Löwenzahnbl. | 23 | 67% ◑ |
| Mangold | 7 | 29% |
| Sauerampfer | 12 | 29% |
| Spinat | 9 | 41% |
| 1 Portion = 100 g | | |
| Möhren | 27 | 157% ● |

| Lebensmittel (verzehrbarer Anteil) | kcal pro Portion | % der empfohlenen Tageszufuhr |
|---|---|---|
| **Gemüse zum Garen** 1 Portion = 200 g | | |
| Bataten | | |
| (Süßkartoff.) | 192 | 200% ● |
| Broccoli | 48 | 29% ◑ |
| Fenchel, roh | 48 | 157% ● |
| Grünkohl | 66 | 172% ● |
| Kürbis | 50 | 25% |
| Möhren | 54 | 314% ● |
| Paprikafrüchte | 40 | 36% |
| Porree | | |
| (Lauch) | 50 | 33% |
| Spinat | 30 | 156% ● |
| tiefgefroren | 24 | 100% ● |
| Tomaten | 36 | 17% |
| in Dosen | 42 | 23% |
| **Obst** 1 Portion = 150 g | | |
| Aprikosen | 65 | 40% |
| Aprikosen, | | |
| Nektar | 120 | 21% |
| Honigmelone | 82 | 118% ● |
| Kaki | 108 | 40% |
| Papaya | 20 | 24% |

◑ 50 bis 75% ● 76 bis 100% und darüber

## Carotin

Die zusätzliche Wirkung der Carotine und Carotinoide: Sie wirken beim Menschen nicht nur als Provitamin-A, sie werden auch unverändert resorbiert. Wissenschaftler vermuten, daß sie das Risiko vermindern, an Lungen-, Speiseröhren- und Magenkrebs zu erkranken. Die Ausnutzung von Carotin hängt von der Art der Zubereitung ab. So sollten Möhren beispielsweise zerkleinert und gegart werden, denn nur so schließen sich die Pflanzenzellen auf.

## Reiche Carotin-Quellen

Lebensmittel, durch die mit einer Portion mindestens 10% der von der DGE als wirksam angesehenen mittleren Tagesdosis an Beta-Carotin erreicht werden. Orientiert an 2 mg/Tag. Man geht heute davon aus, daß neben dem β-Carotin auch die anderen Carotinoide von Bedeutung sind. Deshalb wurden die Gehalte an Gesamt-Carotin mitaufgenommen. Angegeben sind absolute Carotingehalte und keine Prozentwerte der empfohlenen Zufuhr.

| Lebensmittel (verzehrbarer Anteil) | Gesamt-Carotin mg | Beta-Carotin mg |
|---|---|---|
| **Gemüse für Frischkost** 1 Portion = 10 g | | |
| Petersilie | 0,54 | 0,54 |
| **Gemüse für Frischkost** 1 Portion = 50 g | | |
| Brunnenkresse | 2,08 | 2,08 ● |
| Chicorée | 1,72 | 1,72 ● |
| Endivie | 0,84 | 0,84 |
| Feldsalat | 1,95 | 1,95 ● |
| Gartenkresse | 1,10 | 1,10 ◑ |
| Kopfsalat | 0,72 | 0,72 |
| Löwenzahn | 3,95 | 3,95 ● |
| Mangold | 1,77 | 1,77 ● |
| Spinat | 2,35 | 2,35 ● |

| Lebensmittel (verzehrbarer Anteil) | Gesamt-Carotin mg | Beta-Carotin mg |
|---|---|---|
| **Gemüse für Frischkost** 1 Portion = 100 g | | |
| Bleichsellerie | 2,90 | 2,90 ● |
| Paprikaschote | 1,60 | 0,54 |
| Tomate | 0,51 | 0,51 |
| **Gemüse zum Garen** 1 Portion = 200 g | | |
| Bohnen, grün | 0,73 | 0,62 |
| Broccoli | 1,74 | 1,69 ● |
| Chicorée | 6,86 | 6,86 ● |
| Fenchel | 9,40 | 9,40 ● |
| grüne Erbsen u. Schoten | 0,88 | 0,85 |
| Grünkohl | 10,34 | 10,34 ● |
| Gurke | 0,79 | 0,79 |

| Lebensmittel (verzehrbarer Anteil) | Gesamt-Carotin mg | Beta-Carotin mg |
|---|---|---|
| Kohlrabi | 0,40 | 0,40 |
| Kürbis | 1,90 | 1,16 ◑ |
| Mangold | 7,06 | 7,06 ● |
| Möhre | 11,10 | 7,80 ● |
| Paprikaschote | 3,24 | 1,07 ◑ |
| Porree, Lauch | 2,00 | 2,00 ● |
| Portulak | 2,12 | 2,12 ● |
| Rosenkohl | 0,89 | 0,89 |
| Spargel | 1,07 | 1,03 ◑ |
| Spinat | 9,38 | 9,38 ● |
| Tomate | 1,01 | 1,01 ◑ |
| Zucchini | 0,39 | 0,36 |
| **Hülsenfrüchte** 1 Portion = 75 g | | |
| Sojabohne | 0,29 | 2,29 |
| weiße Bohne | 0,30 | 0,30 |
| **Obst** 1 Portion = 35 g | | |
| Aprikose, getr. | 12,20 | 12,10 ● |
| 1 Portion = 100 g | | |
| Hagebutte | 4,80 | 4,80 ● |
| Sanddornbeere | 1,50 | 1,50 |
| Vogelbeere | 2,50 | 2,50 ◑ |

| Lebensmittel (verzehrbarer Anteil) | Gesamt-Carotin mg | Beta-Carotin mg |
|---|---|---|
| **Obst** 1 Portion = 150 g | | |
| Aprikose | 2,50 | 2,40 ● |
| Brombeeren | 0.41 | 0.41 |
| Grapefruit | 0,31 | 0,30 |
| Guave | 1,10 | 1,04 ◑ |
| Honigmelone | 7,10 | 7,00 ● |
| Kaki, chin. Quitte | 2,40 | 2,40 ● |
| Kapstachelbeere | 1,35 | 1,35 ● |
| Kirsche, sauer | 0,36 | 0,36 |
| Kumquat | 0,53 | * |
| Loquat | 1,20 | 1,20 ● |
| Mandarine | 1,22 | 0,07 |
| Mango | 1,88 | 1,74 ● |
| Mirabelle | 0,38 | 0,30 |
| Papaya | 2,65 | 0,25 |
| Passionsfrucht | 1,07 | 0,89 ◑ |
| Pfirsich | 0,15 | 0,12 |
| Pflaume | 0,62 | 0,55 |
| Stachelbeere | 0,17 | 0,17 |
| Tamarillo | 2,01 | 1,08 ● |
| Wassermelone | 1,19 | 0,37 |

◑ 50 bis 75% ● 76 bis 100% und darüber * = es liegen keine Daten vor

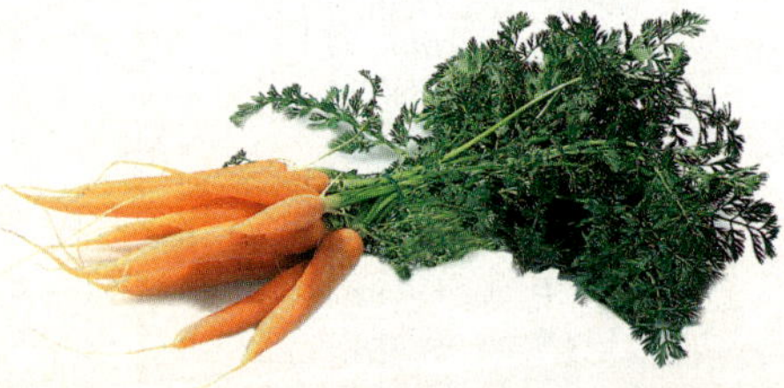

Möhren enthalten viel Carotin.

# Vitamin D (Calciferole)

Zur Gruppe der fettlöslichen D-Vitamine zählen mehrere Wirkstoffe, die als Calciferole bezeichnet werden. Die bekanntesten sind die Vitamine $D_2$ (pflanzlicher Herkunft) und $D_3$ (tierischer Herkunft). Beide entstehen unter Einwirkung von ultravioletten Strahlen (z.B. Sonnenlicht) aus den entsprechenden Vitamin-D-Vorstufen. Ihre Vitaminwirksamkeit ist gleich. Bei ausreichender Bestrahlung mit ultraviolettem Licht (z.B. durch längere Aufenthalte im Freien) können die D-Vitamine auch in der menschlichen Haut gebildet werden. Der menschliche Körper ist zudem in der Lage, die Vitamin-$D_3$-Vorstufe aus Cholesterin selbst zu bilden. Aus diesem Grund wird Vitamin D immer häufiger den Hormonen und weniger den Vitaminen zugerechnet. Die Funktion des Vitamin D: Es reguliert den Calcium- und Phosphorstoffwechsel und ist somit notwendig zur Bildung von Knochen und Knorpeln. So viel Vitamin D brauchen Sie: Der Bedarf an Vitamin D beträgt für das Kleinkind weniger als 10 µg pro Tag, wenn eine ausreichende Sonnenbestrahlung der Haut gewährleistet ist. Ob der Erwachsene von einer Vitamin-D-Zufuhr abhängig ist, ist noch nicht geklärt. So wirkt sich ein Vitamin-D-Mangel aus: In der Wachstumsphase verursacht der Mangel eine Knochenerweichung mit Verformungen der Beine, des Brustkorbs und der Kopfknochen (Rachitis). Zudem wird die Zahnbildung verlangsamt. Beim Erwachsenen führt ein Mangel an Vitamin D in Verbindung mit Calciummangel zu einer Erweichung der normal entwickelten und ausgewachsenen Knochen.

Vitamin-D-Aufnahmen von mehr als dem 20fachen der Empfehlung sind giftig.

## Besonders reiche Vitamin-D-Quellen

Lebensmittel, durch die mit einer Portion mindestens 20% der DGE-Empfehlungen erreicht werden (orientiert an der Empfehlung für Erwachsene: 5µg pro Tag).

| Lebensmittel (verzehrbarer Anteil) | kcal pro Portion | % der empfohlenen Tageszufuhr |
|---|---|---|
| **Fische** 1 Portion = 100 g | | |
| Aal (Flußaal) | 281 | 260% ● |
| Heilbutt | 101 | 100% ● |
| Hering | 201 | 620% ● |
| Kabeljau | 73 | 26% |
| Lachs | 202 | 326% ● |
| Makrele | 180 | 20% |
| Ostseehering | 155 | 156% ● |
| Rotbarsch | 105 | 46% |
| Sardine | 124 | 150% ● |
| Thunfisch | 226 | 108% ● |
| **Fischdauerwaren** 1 Portion = 45 g | | |
| Aal, geräuchert | 148 | 810% ● |
| Bismarckhering | 95 | 117% ● |
| Bückling | 101 | 270% ● |
| Lachs, in Dosen | 74 | 104% ● |
| Sprotten, ger. | 109 | 288% ● |
| **Fleisch** 1 Portion = 100 g | | |
| **Kalb,** Bauch | 127 | 76% ● |
| Bug | 108 | 76% ● |
| Hals | 103 | 76% ● |
| Keule | 97 | 76% ● |
| Kotelett | 112 | 76% ● |

| Lebensmittel (verzehrbarer Anteil) | kcal pro Portion | % der empfohlenen Tageszufuhr |
|---|---|---|
| **Innereien** 1 Portion = 100 g | | |
| **Hammel,** Leber | 133 | 40% |
| **Huhn,** Leber | 136 | 26% |
| **Rind,** Leber | 121 | 34% |
| **Pilze** 1 Portion = 200 g | | |
| Champignons | 30 | 78% ● |
| Morcheln | 62 | 124% ● |
| Pfifferlinge | 23 | 84% ● |
| Steinpilze | 68 | 124% ● |

● 76 bis 100% und darüber

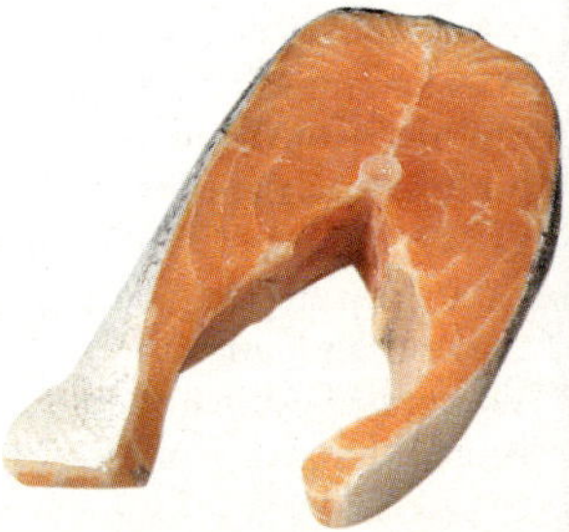

Lachs ist eine der Vitamin-D-reichsten Fischsorten.

# Vitamin E (Tocopherole)

Diese Gruppe fettlöslicher Vitamine ist in fast allen Lebensmitteln enthalten; besonders hoch ist der Gehalt an Vitamin E in pflanzlichen Ölen.
Nur etwa 40% der mit der Nahrung aufgenommenen Vitamin-E-Menge wird durch den Darm aufgenommen und somit dem Körper zur Verfügung gestellt.
Die zur Gruppe der E-Vitamine (Tocopherole) zählenden Verbindungen haben eine unterschiedliche Vitaminwirksamkeit; es ist daher wichtig, dies auch bei den Bedarfs- und Gehaltsangaben zu berücksichtigen. Diese werden deshalb sinnvollerweise in α-Tocopherol-Äquivalenten angegeben, das heißt, die Vitaminwirksamkeit der übrigen Tocopherole wird an der des α-Tocopherols gemessen.
Die Funktionen des Vitamin E: Die genauen Aufgaben des Vitamins E sind noch immer unklar. Es wird davon ausgegangen, daß Vitamin E die Körperfette sowie andere durch Sauerstoff leicht zerstörbare Stoffe (zum Beispiel Vitamin A) schützt. Vitamin E soll beim Schutz vor Herzinfarkt und bei der Krebsabwehr eine Rolle spielen.
Wann kommt es zum Vitamin-E-Mangel: Unter normalen Ernährungsbedingungen tritt ein Mangel sehr selten auf. Nur bei Störungen der Fettverdauung und Fettaufnahme durch den Darm (Funktionsstörungen von Bauchspeicheldrüse und Gallenblase) werden beim Erwachsenen Mangelerscheinungen beobachtet.
Vitamin-E-Aufnahmen bis 100 mg pro Tag liegen noch im physiologischen Bereich; auch bei Aufnahmen bis 300 mg wurden keine Vergiftungserscheinungen festgestellt.

## Besonders reiche Vitamin-E-Quellen ($\alpha$-Tocopherol-Äquivalente)

Lebensmittel, durch die mit einer Portion mindestens 20% der DGE-Empfehlungen erreicht werden (orientiert an der Empfehlung für Erwachsene: 12 mg pro Tag).

| Lebensmittel (verzehrbarer Anteil) | kcal pro Portion | % der empfohlenen Tageszufuhr |
|---|---|---|
| **Öle** 1 Portion = 10 g | | |
| Baumwoll-samenöl | 90 | 43% |
| Erdnußöl | 90 | 21% |
| Maiskeimöl | 90 | 26% |
| Palmöl | 90 | 20% |
| Safloröl (Distelöl) | 90 | 24% |
| Sesamöl | 90 | 23% |
| Sojaöl | 90 | 24% |
| Sonnenblumenöl | 90 | 42% |
| Walnußöl | 90 | 33% |
| Weizenkeimöl | 90 | 133% ● |
| **Geflügel** 1 Portion = 100 g | | |
| Puter (Truthahn) ausgew. Tiere | 212 | 21% |
| **Hülsenfrüchte** 1 Portion = 75 g | | |
| Sojabohnen | 241 | 83% ● |
| **Samen und Nüsse** 1 Portion = 30 g | | |
| Haselnüsse | 193 | 65% |
| Mandeln | 180 | 65% |
| 1 Portion = 10 g | | |
| Leinsamen | 37 | 48% |

| Lebensmittel (verzehrbarer Anteil) | kcal pro Portion | % der empfohlenen Tageszufuhr |
|---|---|---|
| **Gemüse für Frischkost** 1 Portion = 50 g | | |
| Löwenz.blätter | 23 | 21% |
| 1 Portion = 100 g | | |
| Paprikafrüchte | 20 | 20% |
| Wirsing | 32 | 21% |
| **Gemüse zum Garen** 1 Portion = 200 g | | |
| Grünkohl | 73 | 28% |
| Knollensellerie | 36 | 43% |
| Paprikafrüchte | 40 | 42% |
| Rotkohl | 42 | 28% |
| Schwarzwurzeln | 32 | 100% ● |
| Spargel | 35 | 35% |
| Weißkohl | 44 | 28% |
| Wirsing | 64 | 42% |

● 76 bis 100% und darüber

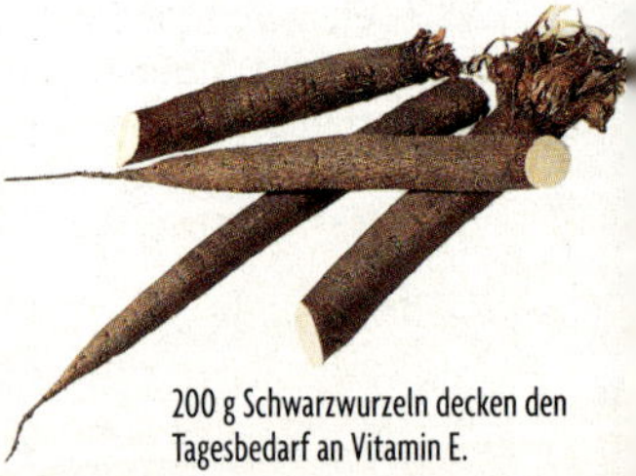

200 g Schwarzwurzeln decken den Tagesbedarf an Vitamin E.

# Vitamin K (Phyllochinone)

Von dieser Gruppe fettlöslicher Vitamine sind die wichtigsten Vitamin $K_1$, das in Pflanzen (hauptsächlich in den grünen Blättern) vorkommt und Vitamin $K_2$, das von Bakterien (auch denen des Darms) gebildet wird. Vitamin K wird für die Blutgerinnung benötigt.
Das durch die Darmbakterien gebildete Vitamin $K_2$ kann nur zu einem geringen Teil über den Darm aufgenommen werden und ist somit für die Bedarfsdeckung allein nicht ausreichend. Der Körper ist aus diesem Grund auf eine Vitamin-K-Zufuhr mit der Nahrung angewiesen.
Ein Mangel an Vitamin K führt zu einer stark verlängerten Blutgerinnungszeit. Bei Erwachsenen wird Vitamin-K-Mangel meist indirekt, zum Beispiel durch Gallenerkrankungen, Leberfunktionsstörungen beziehungsweise Blutverlusten nach operativen Eingriffen, verursacht.

## Besonders reiche Vitamin-K-Quellen

Lebensmittel, durch die mit einer Portion mindestens 30% der DGE-Empfehlungen erreicht werden (orientiert an der Empfehlung für männliche Erwachsene: 80 µg pro Tag).

| Lebensmittel (verzehrbarer Anteil) | kcal pro Portion | % der empfohlenen Tageszufuhr |
|---|---|---|
| **Käse** 1 Portion = 50 g | | |
| Speisequark, 40% Fett i. Tr. | 80 | 31% |
| **Ei** 1 Stück | | |
| Gewichtsklasse 4 = 58 g | 84 | 33% |

| Lebensmittel (verzehrbarer Anteil) | kcal pro Portion | % der empfohlenen Tageszufuhr |
|---|---|---|
| **Fleisch und Geflügel** 1 Portion = 100 g | | |
| Huhn, | | |
| Brathuhn | 166 | 375% ● |
| Herz | 124 | 900% ● |
| Leber | 136 | -713% ● |
| Kalb, Leber | 130 | -188% ● |

– = bis ... ● 76 bis 100% und darüber

| Lebensmittel (verzehrbarer Anteil) | kcal pro Portion | % der empfohlenen Tageszufuhr |
|---|---|---|
| Rind, Leber | 121 | 94% ● |
| Schwein, Leber | 133 | 70% ◑ |
| **Getreide** 1 Portion = 50 g | | |
| Haferflocken | 212 | 47% |
| Hafer, Korn, entspelzt | 215 | 38% |
| Mais, Korn | 200 | 30% |
| **Hülsenfrüchte** 1 Portion = 75 g | | |
| Kichererbsen | 206 | 248% ● |
| Linsen | 233 | 115% ● |
| Sojabohnen | 241 | 37% |
| **Gemüse für Frischkost** 1 Portion = 50 g | | |
| Kopfsalat | 5 | 125% ● |
| 1 Portion = 100 g | | |
| Blumenkohl | 23 | 209% ● |
| Rotkohl | 21 | 31% |
| Sauerkraut | 16 | 78% ● |
| Sellerie, Knolle | 18 | 51% ◑ |
| Weißkohl | 22 | 100% ● |
| **Gemüse zum Garen** 1 Portion = 200 g | | |
| Blumenkohl | 46 | 418% ● |
| Bohnen, grün | 70 | 105% ● |
| Broccoli | 48 | 435% ● |
| Erbsen, Schote u. Samen, grün | 162 | 83% ● |
| Fenchel | 48 | 600% ● |
| Grünkohl | 73 | 2043% ● |
| Paprikaschote | 40 | 38% |

| Lebensmittel (verzehrbarer Anteil) | kcal pro Portion | % der empfohlenen Tageszufuhr |
|---|---|---|
| Porree (Lauch) | 50 | 35% |
| Möhren (Karotten) | 54 | 43% |
| Rosenkohl | 76 | 688% ● |
| Rotkohl | 42 | 63% ◑ |
| Sauerkraut | 32 | 155% ● |
| Spargel | 35 | 99% ● |
| Spinat | 30 | 838% ● |
| Weißkohl | 44 | 200% ● |
| **Pilze** 1 Portion = 200 g | | |
| Champignons | 30 | 35% |
| **Obst** 1 Portion = 150g | | |
| Erdbeeren | 50 | 25% |
| Kiwi | 75 | 53% ◑ |

◑ 50 bis 75% ● 76 bis 100% und darüber

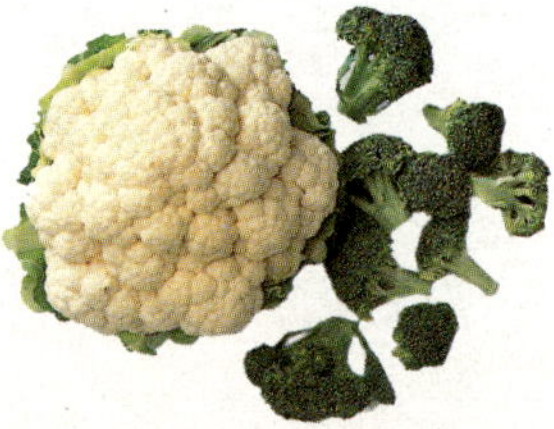

Blumenkohl und andere Kohlsorten sind wichtige Vitamin-K-Lieferanten.

# Vitamin $B_1$ (Thiamin)

Dieses wasserlösliche Vitamin spielt eine große Rolle im Kohlenhydratstoffwechsel sowie der Energiegewinnung. Leichter Vitamin-$B_1$-Mangel äußert sich in Appetitlosigkeit, Verdauungsstörungen und Müdigkeit. Schwerer Mangel verursacht Schädigungen am Zentralnervensystem.

## Besonders reiche Vitamin-$B_1$-Quellen

Lebensmittel, durch die mit einer Portion mindestens 10% der DGE-Empfehlungen erreicht werden (orientiert an der Empfehlung für männliche Erwachsene: 1,4 mg pro Tag).

| Lebensmittel (verzehrbarer Anteil) | kcal pro Portion | % der empfohlenen Tageszufuhr |
|---|---|---|
| **Fische** 1 Portion = 100 g | | |
| Flunder | 72 | 16% |
| Scholle | 86 | 15% |
| **Geflügel** 1 Portion = 100 g | | |
| Ente | 227 | 21% |
| Huhn, Brust, ohne Haut | 106 | 50% ◑ |
| **Fleisch** 1 Portion = 100 g | | |
| **Schwein,** Bug | 271 | 64% ◑ |
| Filet | 106 | 79% ● |
| Kamm | 197 | 66% ◑ |
| Schnitzel (Oberschale) | 106 | 57% ◑ |

| Lebensmittel (verzehrbarer Anteil) | kcal pro Portion | % der empfohlenen Tageszufuhr |
|---|---|---|
| **Innereien** 1 Portion = 100 g | | |
| **Hammel,** Leber | 133 | 26% |
| **Huhn,** Leber | 136 | 23% |
| **Kalb,** Leber | 130 | 20% |
| Niere | 128 | 26% |
| **Rind,** Leber | 121 | 21% |
| Niere | 116 | 21% |
| **Schwein,** Leber | 133 | 22% |
| Niere | 96 | 24% |
| Zunge | 207 | 35% |
| **Fleischwaren** 1 Portion = 30 g | | |
| Schinken, o. Fettrand, gesalzen u. gekocht | 58 | 13% |

| Lebensmittel (verzehrbarer Anteil) | kcal pro Portion | % der empfohlenen Tageszufuhr |
|---|---|---|
| gesalzen und geräuchert | 115 | 12% |
| **Getreide und -Produkte** 1 Portion = 15 g | | |
| Weizenkeime | 46 | 21% |
| 1 Portion = 50 g | | |
| Buchweizen, Vollmehl | 169 | 21% |
| Gerste, Korn[1] | 158 | 15% |
| Hafer, Korn[1] | 180 | 19% |
| Flocken, Inst. | 176 | 21% |
| Flocken, Vollk. | 177 | 21% |
| Mais, ganz. Korn | 167 | 13% |
| Reis, Naturreis[1] | 174 | 15% |
| parboiled | 173 | 16% |
| Roggen, Korn | 147 | 13% |
| Flocken | 153 | 13% |
| Weizen, Korn | 152 | 16% |
| **Brote** 1 Portion = 175 g | | |
| Roggenbrot | 389 | 23% |
| Roggenmischbr. | 394 | 23% |
| Rog.vollkornbr. | 361 | 23% |
| Steinmetzbrot | 355 | 25% |
| Weizenmischbr. | 406 | 18% |
| Weiz.vollkornbr. | 364 | 29% |
| **Hülsenfrüchte** 1 Portion = 75 g | | |
| Bohnen, weiß | 221 | 32% |
| Erbsen | 204 | 41% |
| Kichererbsen | 206 | 27% |
| Linsen | 233 | 23% |

| Lebensmittel (verzehrbarer Anteil) | kcal pro Portion | % der empfohlenen Tageszufuhr |
|---|---|---|
| Sojabohnen | 241 | 54% ◑ |
| **Gemüse für Frischkost** 1 Portion = 100 g | | |
| Erbsen, grün | 69 | 23% |
| **Gemüse zum Garen** 1 Portion = 200 g | | |
| Artischocken | 44 | 20% |
| Bambussprossen | 35 | 19% |
| Erbsen, grün | 138 | 46% |
| Spargel | 35 | 16% |
| Zucchini | 38 | 30% |
| Zuckermais | 180 | 21% |
| 1 Portion = 250 g | | |
| Kartoffeln | 178 | 20% |

[1] = entspelzt, ganzes Korn

◑ 50 bis 75%

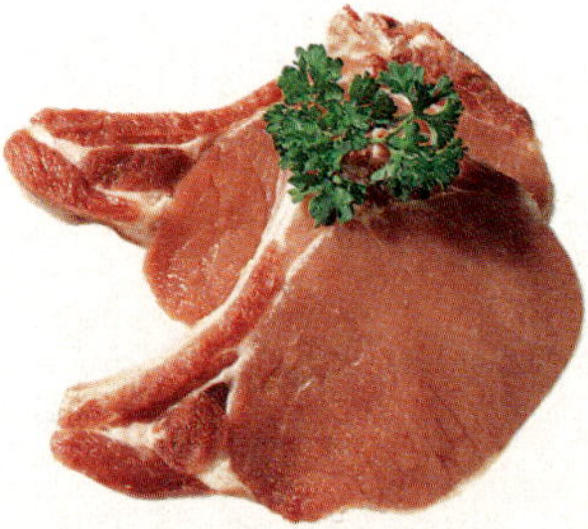

Schweinefleisch versorgt uns mit reichlich Vitamin $B_1$.

# Vitamin $B_2$ (Riboflavin)

Das wasserlösliche Vitamin $B_2$ kommt vor allem in Milchprodukten und Innereien vor. Dieses Vitamin hat für den gesamten Stoffwechsel und besonders für die Energiegewinnung große Bedeutung.
Ein Mangel an Vitamin $B_2$ führt zu Wachstumsverzögerungen sowie Schädigungen an Augen, Haut und Schleimhäuten. Leichte Mangelerscheinungen im Gesichtsbereich (Risse in den Mundwinkeln, Veränderungen an Lippen, Nase und Zungenschleimhaut) sind auch unter unseren Lebensbedingungen nicht selten.

## Besonders reiche Vitamin-$B_2$-Quellen

Lebensmittel, durch die mit einer Portion mindestens 15% der DGE-Empfehlungen erreicht werden (orientiert an der Empfehlung für männliche Erwachsene: 1,7 mg pro Tag).

| Lebensmittel (verzehrbarer Anteil) | kcal pro Portion | % der empfohlenen Tageszufuhr |
|---|---|---|
| **Milch und Milchprodukte** 1 Glas = 200 ml | | |
| Buttermilch | 70 | 19% |
| H-Milch, entr. | 70 | 22% |
| H-Milch, 1,5% | 94 | 21% |
| H-Milch, 3,5% | 128 | 21% |
| Rohmilch | 134 | 21% |
| Trinkmilch, entr. | 70 | 22% |
| Trinkm., 1,5% | 94 | 21% |
| Trinkm., 3,5% | 128 | 21% |
| 1 Becher = 150 g | | |
| Dickmilch, entr. | 48 | 17% |

| Lebensmittel (verzehrbarer Anteil) | kcal pro Portion | % der empfohlenen Tageszufuhr |
|---|---|---|
| Dickmilch, 3,5% Fett | 92 | 16% |
| Joghurt (Magermilch) | 48 | 17% |
| Joghurt, 1,5% | 66 | 16% |
| Joghurt, 3,5% | 92 | 16% |
| Kefir, 3,5% Fett[1] | 92 | 16% |
| **Fische** 1 Portion = 100 g | | |
| Aal (Flußaal) | 281 | 19% |
| Makrele | 180 | 21% |
| Seelachs | 80 | 21% |

| Lebensmittel (verzehrbarer Anteil) | kcal pro Portion | % der empfohlenen Tageszufuhr |
|---|---|---|
| **Fleisch** 1 Portion = 100 g | | |
| **Huhn,** Brust, mit Haut | 145 | 53% ◑ |
| **Kalb,** Filet | 95 | 18% |
| Keule | 97 | 16% |
| Schnitzel | 99 | 18% |
| **Schwein,** Filet | 106 | 18% |
| **Ziege** | 149 | 16% |
| **Innereien** 1 Portion = 100 g | | |
| **Hammel,** Leber | 133 | 196% ● |
| Lunge | 95 | 28% |
| Zunge | 194 | 16% |
| **Huhn,** Leber | 136 | 149% ● |
| **Kalb,** Leber | 130 | 154% ● |
| Lunge | 90 | 21% |
| Niere | 128 | 147% ● |
| Zunge | 128 | 17% |
| **Rind,** Leber | 121 | 171% ● |
| Lunge | 99 | 20% |
| Niere | 116 | 133% ● |
| Zunge | 209 | 17% |
| **Schwein,** Leber | 133 | 186% ● |
| Niere | 96 | 106% ● |
| Zunge | 207 | 29% |
| **Fleisch- und Wurstwaren** 1 Portion = 30 g | | |
| Leberpastete | 94 | 12% |
| Leberwurst grob | 98 | 18% |

| Lebensmittel (verzehrbarer Anteil) | kcal pro Portion | % der empfohlenen Tageszufuhr |
|---|---|---|
| **Brote** 1 Portion = 175 g | | |
| Roggenvollkornbrot | 361 | 16% |
| Weizenvollkornbrot | 364 | 16% |
| **Gemüse zum Garen** 1 Portion = 200 g | | |
| Broccoli | 48 | 24% |
| Erbsen, grün | 138 | 18% |
| Rosenkohl | 76 | 19% |
| Spinat | 30 | 24% |
| Zuckermais | 180 | 16% |
| **Pilze** 1 Portion = 200 g | | |
| Champignons | 30 | 53% ◑ |
| Pfifferlinge | 23 | 27% |

◑ 50 bis 75% ● 76 bis 100% und darüber

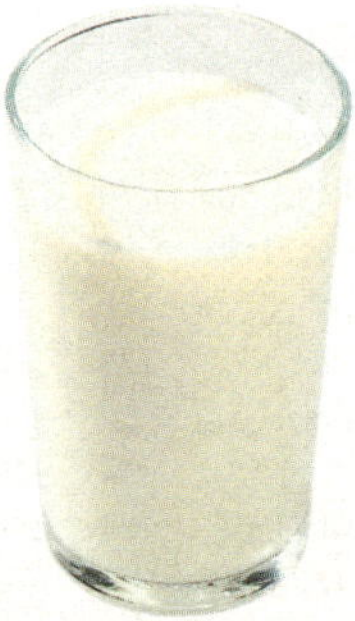

Milch ist eine gute Vitamin-$B_2$-Quelle.

# Niacin (Nicotinsäureamid, Nicotinsäure)

Dieses wasserlösliche Vitamin ist in pflanzlichen wie tierischen Lebensmitteln weit verbreitet. Niacin kann im Körper auch aus einem Eiweißbaustein, der Aminosäure Tryptophan, gebildet werden.
Vom Körper wird Niacin zur Energiegewinnung benötigt. Niacinmangel verursacht schwere Hautveränderungen, Störungen im Verdauungstrakt und im Nervensystem: Schlaflosigkeit, Müdigkeit, Schwindel, Kopfschmerzen und in schweren Fällen Depressionen und Verwirrungszustände.

## Besonders reiche Niacin-Quellen

Lebensmittel, durch die mit einer Portion mindestens 35% der DGE-Empfehlungen erreicht werden (orientiert an der Empfehlung für männliche Erwachsene: 18 mg pro Tag).

| Lebensmittel (verzehrbarer Anteil) | kcal pro Portion | % der empfohlenen Tageszufuhr |
|---|---|---|
| **Fische** 1 Portion = 100 g | | |
| Lachs | 202 | 42% |
| Makrele | 180 | 43% |
| Sardine | 124 | 54% ◑ |
| **Fleisch** 1 Portion = 100 g | | |
| Gans | 342 | 36% |
| Huhn, | | |
| Brathuhn | 166 | 38% |
| Brust, m. Haut | 145 | 58% ◑ |
| Puter (Truth.) | | |
| ausgew. Tiere | 212 | 58% ◑ |
| Jungtiere | 179 | 44% |
| Brust, o. Haut | 105 | 62% ◑ |
| Suppenhuhn | 257 | 49% |
| **Kalb,** Filet | 95 | 36% |
| Keule | 97 | 37% |
| Kotelett | 112 | 36% |
| Schnitzel | 99 | 42% |
| **Schwein,** Filet | 182 | 36% |
| **Kaninchen** | 152 | 48% |
| **Hase** | 113 | 45% |
| **Innereien** 1 Portion = 100 g | | |
| **Hammel,** Leber | 133 | 85% ● |
| **Huhn,** Leber | 136 | 64% ◑ |

◑ 50 bis 75% ● 76 bis 100% und darüber

| Lebensmittel (verzehrbarer Anteil) | kcal pro Portion | % der empfohlenen Tageszufuhr |
|---|---|---|
| **Kalb,** Leber | 130 | 83% ● |
| Niere | 128 | 36% |
| **Rind,** Leber | 121 | 76% ● |
| **Schwein,** Leber | 133 | 87% ● |
| Niere | 96 | 47% |

◑ 50 bis 75% ● 76 bis 100% und darüber

| Lebensmittel (verzehrbarer Anteil) | kcal pro Portion | % der empfohlenen Tageszufuhr |
|---|---|---|
| **Pilze** 1 Portion = 200 g | | |
| Champignons | 30 | 52% ◑ |
| Birkenpilze | 40 | 54% ◑ |
| Pfifferlinge | 23 | 72% ◑ |
| Steinpilze | 68 | 54% ◑ |

# Vitamin $B_6$ (Pyridoxin, Pyridoxal, Pyridoxamin)

Vitamin $B_6$ ist in vielen Lebensmitteln pflanzlicher und tierischer Herkunft enthalten.

Beim Stoffwechsel der Eiweißbausteine (Aminosäuren) ist dieses wasserlösliche Vitamin unersetzbar. Dadurch ist Vitamin $B_6$ auch an anderen lebenswichtigen Körperfunktionen beteiligt, zum Beispiel an der Bildung von Niacin aus Tryptophan und der Bildung einiger Gewebshormone. Der Bedarf des Erwachsenen an Vitamin $B_6$ wächst mit steigender Eiweißzufuhr. Ferner bewirkt die Einnahme einiger Medikamente (z.B. östrogenhaltige und schmerzstillende Mittel) eine Bedarfserhöhung.

Schwerer Mangel an Vitamin $B_6$ führt zu Hautveränderungen und nervösen Störungen. Bei Säuglingen wurden epilepsieartige Krämpfe beobachtet.

## Besonders reiche Vitamin-$B_6$-Quellen

Lebensmittel, durch die mit einer Portion mindestens 25% der DGE-Empfehlungen erreicht werden (orientiert an der Empfehlung für männliche Erwachsene: 1,8 mg pro Tag).

| Lebensmittel (verzehrbarer Anteil) | kcal pro Portion | % der empfohlenen Tageszufuhr |
|---|---|---|
| **Fische** 1 Portion = 100 g | | |
| Hering | 201 | 25% |
| Lachs | 202 | 54% ◑ |
| Makrele | 180 | 35% |
| Sardine | 124 | 53% ◑ |
| Thunfisch | 226 | 26% |
| **Fleisch** 1 Portion = 100 g | | |
| Gans | 342 | 32% |
| Huhn, Brathuhn | 166 | 28% |
| Puter (Truth.) Brust, o. Haut | 105 | 26% |
| **Kalb,** Bauch | 127 | 33% |
| Bug | 108 | 33% |
| Hals | 103 | 33% |
| Keule | 97 | 33% |
| **Kalb,** Kotelett | 112 | 33% |
| **Rind,** Filet | 121 | 28% |
| **Schwein,** Kotelett | 150 | 28% |
| **Innereien** 1 Portion = 100 g | | |
| **Huhn,** Leber | 136 | 44% |
| **Kalb,** Leber | 130 | 50% ◑ |
| Niere | 128 | 28% |
| **Rind,** Leber | 121 | 39% |
| **Schwein,** Leber | 133 | 33% |
| Niere | 96 | 31% |
| **Getreide** 1 Portion = 15 g | | |
| Weizenkeime | 46 | 33% |
| 1 Portion = 50 g | | |
| Hafer, Korn[1] | 180 | 27% |
| **Brote** 1 Portion = 175 g | | |
| Roggenvollkornbrot | 361 | 29% |
| Steinmetzbrot | 355 | 29% |
| Weizenvollkornbrot | 364 | 35% |
| **Hülsenfrüchte** 1 Portion = 75 g | | |
| Kichererbsen | 229 | 23% |
| Linsen | 233 | 25% |
| **Gemüse zum Garen** 1 Portion = 200 g | | |
| Grünkohl | 66 | 28% |
| Möhren | 54 | 30% |
| Paprikafrüchte | 40 | 30% |
| Porree (Lauch) | 50 | 28% |
| Rosenkohl | 76 | 33% |
| 1 Portion = 250 g | | |
| Kartoffeln | 178 | 43% |
| **Obst** 1 Portion = 150 g | | |
| Avocado | 335 | 44% |
| Banane | 141 | 30% |

◑ 50 bis 75%

[1] = entspelzt, ganzes Korn

# Folsäure

Dieses wasserlösliche Vitamin liegt in den Lebensmitteln in gebundener und in freier Form vor. Die freie Folsäure wird nahezu zu 100% über den Darm aufgenommen, die gebundene Folsäure ist häufig nur zu 20% verfügbar. Bei den heute üblichen Verzehrsgewohnheiten beträgt das Verhältnis der gebundenen : freien Folsäure ca. 60:40%. Generelle Aussagen über den Anteil der beiden Formen ist in vielen Lebensmitteln und unterschiedlichen Verarbeitungs- und Zubereitungsverfahren nicht möglich, deshalb wird heute die Summe an freier und gebundener Folsäure angegeben. Folsäure ist von großer Bedeutung für das Wachstum und die Zellteilung. Ferner ist dieses Vitamin in Verbindung mit Vitamin $B_{12}$ für die Bildung und Reifung der roten Blutkörperchen erforderlich.
Der genaue Bedarf ist wegen der Folsäurebildung durch die Darmbakterien und deren möglicher Beteiligung an der Bedarfsdeckung nicht bekannt. Folsäuremangel führt zu Anämie (»Blutarmut«). Besonders schwer sind die Folgen, wenn gleichzeitig ein Mangel an Vitamin $B_{12}$ oder Eisen besteht. Ferner können Schleimhautveränderungen in der Mundhöhle sowie Magen-Darmstörungen, auftreten.

## Besonders reiche Folsäure-Quellen

Lebensmittel, durch die mit einer Portion mindestens 30% der DGE-Empfehlungen erreicht werden (orientiert an der Empfehlung für Erwachsene: 300 Mikrogramm (µg) pro Tag).

| **Lebensmittel** (verzehrbarer Anteil) | **kcal pro Portion** | **% der empfohlenen Tageszufuhr** |
|---|---|---|
| **Innereien** 1 Portion = 100 g | | |
| **Kalb,** Leber | 130 | 80% ● |
| **Rind,** Leber | 121 | 197% ● |
| Niere | 116 | 49% |
| **Schwein,** Leber | 133 | 45% |
| **Hülsenfrüchte** 1 Portion = 75 g | | |
| Bohnen, weiß | 194 | 47% |
| Erbsen | 204 | 34% |
| Kichererbsen | 206 | 85% ● |
| Limabohnen | 205 | 90% ● |
| Linsen | 235 | 42% |
| Mungobohnen | 210 | 122% ● |
| Sojabohnen | 240 | 60% ◑ |
| **Gemüse für Frischkost** 1 Portion = 100 g | | |
| Blumenkohl | 23 | 42% |
| Porree | 25 | 34% |
| Sojasprossen | 50 | 53% ◑ |
| **Gemüse zum Garen** 1 Portion = 200 g | | |
| Blumenkohl | 44 | 83% ● |
| Bohnen, grün | 66 | 46% |
| Bohnensprossen | 54 | 46% |

| **Lebensmittel** (verzehrbarer Anteil) | **kcal pro Portion** | **% der empfohlenen Tageszufuhr** |
|---|---|---|
| Broccoli | 52 | 74% ◑ |
| Erbsen, Schote und Samen | 160 | 106% ● |
| Fenchel | 48 | 67% ◑ |
| Grünkohl | 73 | 125% ● |
| Karotte | 52 | 37% |
| Knollensellerie | 36 | 51% ◑ |
| Kohlrabi | 48 | 47% |
| Paprikaschoten | 40 | 40% |
| Pastinake | 44 | 39% |
| Porree, Lauch | 50 | 67% ◑ |
| Rosenkohl | 72 | 121% ● |
| Rote Rübe/Bete | 82 | 55% ◑ |
| Spargel | 18 | 72% ◑ |
| Spinat | 30 | 97% ● |
| Tomate | 34 | 30% |
| Wirsing | 50 | 60% ◑ |
| **Obst** 1 Portion = 150 g | | |
| Erdbeeren | 50 | 33% |
| **Hefen** 1 Portion = 10 g | | |
| Bierhefe getrocknet | 23 | 105% ● |

◑ 50 bis 75% ● 76 bis 100% und darüber

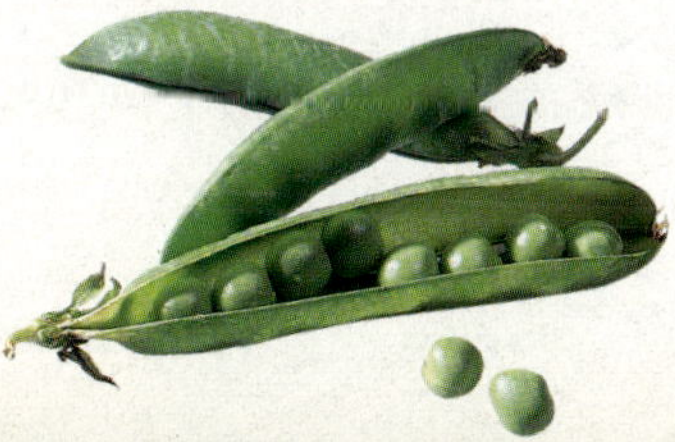

Erbsen und viele andere grüne Gemüsesorten enthalten große Mengen an Folsäure.

# Pantothensäure

Dieses wasserlösliche Vitamin ist in nahezu allen pflanzlichen und tierischen Lebensmitteln enthalten. Pantothensäure wird beim Abbau von Kohlenhydraten, Fetten und Eiweißbausteinen sowie bei der Bildung von Fettsäuren, Cholesterin und bestimmten Hormonen benötigt. Es erhöht die Resistenz der Schleimhäute gegenüber Infektionen, fördert Wachstum und Pigmentierung der Haare und reguliert den Stoffwechsel der Hautzellen. Mit großer Wahrscheinlichkeit wird Pantothensäure teilweise durch die Darmbakterien gebildet und ist dann verfügbar. Bei normaler Ernährung wurde bisher kein Pantothensäuremangel festgestellt.

## Besonders reiche Pantothensäure-Quellen

Lebensmittel, durch die mit einer Portion mindestens 30% der DGE-Empfehlungen erreicht werden (orientiert am maximalen Schätzwert für Erwachsene: 6 mg pro Tag).

| Lebensmittel (verzehrbarer Anteil) | kcal pro Portion | % der empfohlenen Tageszufuhr |
|---|---|---|
| **Fisch** 1 Portion = 100 g | | |
| Ostseehering | 155 | 155% ● |
| **Innereien** 1 Portion = 100 g | | |
| **Hammel,** Leber | 133 | 127% ● |
| **Huhn,** Leber | 136 | 119% ● |
| **Kalb,** Leber | 130 | 132% ● |
| Niere | 128 | 67% ◑ |
| **Rind,** Leber | 121 | 122% ● |
| **Schwein,** Leber | 133 | 113% ● |
| Niere | 96 | 52% |

| Lebensmittel (verzehrbarer Anteil) | kcal pro Portion | % der empfohlenen Tageszufuhr |
|---|---|---|
| **Gemüse zum Garen** 1 Portion = 200 g | | |
| Blumenkohl | 46 | 33% |
| Broccoli | 48 | 43% |
| **Pilze** 1 Portion = 200 g | | |
| Champignons | 30 | 70% ◑ |
| Steinpilze | 68 | 90% ● |
| **Obst** 1 Portion = 150 g | | |
| Wassermelone | 56 | 34% |

◑ 50 bis 75% ● 76 bis 100% und darüber

# Biotin

Dieses wasserlösliche Vitamin kommt in allen Zellen, jedoch nur in geringen Mengen, vor.
Biotin ist bei verschiedenen Stoffwechselreaktionen, z.B. der Bildung von Fettsäuren und der Glucoseneubildung, beteiligt. Des weiteren unterstützt Biotin vermutlich das Vitamin K bei der Bildung von Blutgerinnungsfaktoren. Generell kann es als Wachstumsfaktor der gesamten belebten Natur angesehen werden.
Das durch die Darmbakterien gebildete Biotin ist dem Körper nur in ganz geringem Umfang verfügbar. Biotinmangelerscheinungen sind beim Menschen sehr selten. Sie äußern sich in schuppigen Hautveränderungen an Händen, Armen und Beinen.

## Besonders reiche Biotin-Quellen

Lebensmittel, durch die mit einer Portion mindestens 30% der DGE-Empfehlungen erreicht werden (orientiert am maximalen Schätzwert für Erwachsene: 100 µg pro Tag).

| Lebensmittel (verzehrbarer Anteil) | kcal pro Portion | % der empfohlenen Tageszufuhr |
|---|---|---|
| **Innereien** 1 Portion = 100 g | | |
| **Kalb,** Leber | 130 | 75% ◑ |
| Niere | 128 | 80% ● |
| **Hammel,** | | |
| Leber | 133 | 130% ● |
| **Rind,** Niere | 116 | 55% ◑ |
| **Schwein,** Niere | 96 | 80% ● |

| Lebensmittel (verzehrbarer Anteil) | kcal pro Portion | % der empfohlenen Tageszufuhr |
|---|---|---|
| **Hülsenfrüchte** 1 Portion = 75 g | | |
| Sojabohnen | 340 | 45% |
| **Pilze** 1 Portion = 200 g | | |
| Champignons | 30 | 32% |

◑ 50 bis 75% ● 76 bis 100% und darüber

# Vitamin $B_{12}$ (Cobalamine)

Vitamin $B_{12}$ ist eine Sammelbezeichnung von wasserlöslichen Verbindungen, in denen das Spurenelement Kobalt eingelagert ist. Diese Verbindungen heißen Cobalamine.

Vitamin $B_{12}$ kann ausschließlich von Mikroorganismen (z.B. den Bakterien des Magen-Darm-Traktes der Schlachttiere) gebildet werden. Vitamin $B_{12}$ kommt daher hauptsächlich in tierischen Lebensmitteln vor. In pflanzlichen Lebensmitteln ist es nur dann enthalten, wenn diese einer Fermentation ausgesetzt waren (z.B. Sauerkraut).

Vitamin $B_{12}$ ist für viele Stoffwechselreaktionen in den Körperzellen unentbehrlich. Zudem ist Vitamin $B_{12}$ für die Umwandlung von Folsäure in deren Wirkform unerläßlich. Während Schwangerschaft und Stillzeit ist der Bedarf erhöht. Durch die Bakterien des menschlichen Darms wird zwar auch Vitamin $B_{12}$ gebildet, jedoch in einem Darmabschnitt, in dem es nur in sehr geringem Umfang verfügbar ist.

Ein Mangel an Vitamin $B_{12}$ führt zu einer Störung der Blutzellenbildung sowie zu einem Gewebeschwund der Magenschleimhaut. Da die Leber viel Vitamin $B_{12}$ speichert, treten Mangelerscheinungen infolge chronischer Vitamin-$B_{12}$-Unterversorgung in der Regel erst nach Jahren auf.

## Besonders reiche Vitamin-$B_{12}$-Quellen

Lebensmittel, durch die mit einer Portion mindestens 30% der DGE-Empfehlungen erreicht werden (orientiert an der Empfehlung für Erwachsene: 3 µg pro Tag).

| Lebensmittel (verzehrbarer Anteil) | kcal pro Portion | % der empfohlenen Tageszufuhr |
|---|---|---|
| **Käse** 1 Portion = 30 g | | |
| Camembert, 30% Fett i.Tr. | 62 | 31% |
| **Fische** 1 Portion = 100 g | | |
| Aal (Flußaal) | 281 | 33% |
| Flunder | 72 | 33% |
| Heilbutt | 101 | 33% |
| Hering | 201 | 283% ● |
| Lachs | 202 | 97% ● |
| Makrele | 180 | 300% ● |
| Rotbarsch | 105 | 127% ● |
| Scholle | 86 | 48% |
| Seelachs | 80 | 117% ● |
| Thunfisch | 226 | 142% ● |
| **Fischdauerwaren** 1 Portion = 100 g | | |
| Bückling | 224 | 323% ● |
| Salzhering | 218 | 418% ● |
| Makrele | 222 | 300% ● |
| **Fleisch** 1 Portion = 100 g | | |
| **Hammel,** Keule | 234 | 100% ● |

| Lebensmittel (verzehrbarer Anteil) | kcal pro Portion | % der empfohlenen Tageszufuhr |
|---|---|---|
| **Kalb,** Bauch | 127 | 40% |
| Bug | 108 | 40% |
| Hals | 103 | 40% |
| Keule | 97 | 40% |
| Kotelett | 112 | 53% ◑ |
| **Rind,** Filet | 121 | 67% ◑ |
| Keule | 148 | 73% ◑ |
| Oberschale | 121 | 67% ◑ |
| Querrippe | 270 | 90% ● |
| **Schwein,** Keule | 274 | 33% |
| **Schaf** | 220 | 167% ● |
| **Innereien** 1 Portion = 100 g | | |
| **Huhn,** Leber | 136 | 767% ● |
| **Kalb,** Leber | 130 | 2000% ● |
| Niere | 128 | 833% ● |
| **Schwein,** Leber | 133 | 1300% ● |
| Niere | 96 | 500% ● |
| **Fleischprodukte** 1 Portion = 30 g | | |
| Blutwurst | 90 | 450% ● |
| Leberpastete | 94 | 32% |

◑ 50 bis 75%    ● 76 bis 100% und darüber

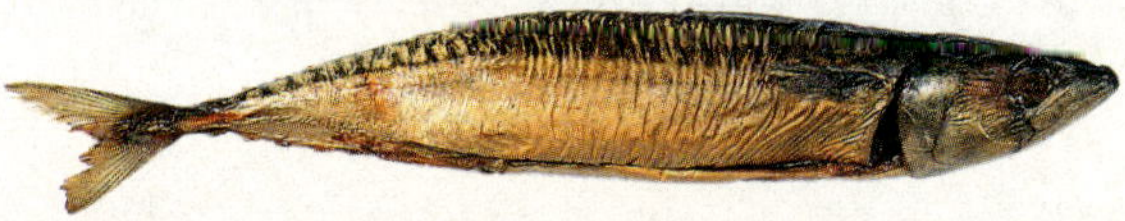

Eine kleine Portion Makrele deckt allein schon dreimal den Tagesbedarf an Vitamin $B_{12}$.

# Vitamin C (Ascorbinsäure)

Das wasserlösliche Vitamin C kommt vor allem in Obst und Gemüse vor.
Die Funktionen des Vitamin C: Es wirkt vor allem als Zellschutzmittel. Es schützt die Zellen vor der zerstörerischen Wirkung des Sauerstoffs und stimuliert die Abwehrkräfte des Körpers. Somit spielt Vitamin C eine wichtige Rolle bei der Krebsabwehr und beim Angriff von Krankheitserregern. Außerdem wird das Vitamin für die Bildung und Funktionserhaltung der Binde- und Stützgewebe (Knochen, Knorpel, Zahnbein) benötigt.
Heilungsprozesse von Wunden und Knochenbrüchen werden durch eine ausreichende Vitamin-C-Versorgung beschleunigt.
In folgenden Fällen ist der Bedarf erhöht: Bei erhöhter Flüssigkeitsaufnahme, Schilddrüsenüberfunktion und nach operativen Eingriffen. Raucher haben einen bis zu 40% höheren Vitamin-C-Bedarf.
Der schwere Vitamin-C-Mangel ist durch das Krankheitsbild des »Skorbut« mit Blutungen in Zahnfleisch, Haut, Schleimhäuten, Muskulatur und Gelenken gekennzeichnet. Häufiger treten jedoch leichte Mangelerscheinungen auf, wie etwa erhöhte Krankheitsanfälligkeit, rasche Ermüdung, schlechte Wundheilung, verminderte Leistungsfähigkeit.

## Besonders reiche Vitamin-C-Quellen

Lebensmittel, durch die mit einer Portion mindestens 50% der DGE-Empfehlungen erreicht werden (orientiert an der Empfehlung für Erwachsene: 75 mg pro Tag).

| Lebensmittel (verzehrbarer Anteil) | kcal pro Portion | % der empfohlenen Tageszufuhr |
|---|---|---|
| **Gemüse für Frischkost** 1 Portion = 100 g | | |
| Blumenkohl | 23 | 92% ● |
| Paprikafrüchte | 20 | 186% ● |
| Rotkohl | 21 | 67% ◑ |
| Weißkohl | 22 | 63% ◑ |
| Wirsing | 32 | 67% ◑ |
| **Gemüse zum Garen** 1 Portion = 200 g | | |
| Blumenkohl | 46 | 184% ● |
| tiefgefroren | 44 | 123% ● |
| Bohnen, grün | 70 | 51% ◑ |
| Broccoli | 48 | 293% ● |
| Erbsen, grün | 138 | 67% ◑ |
| Grünkohl | 66 | 280% ● |
| Kohlrabi | 50 | 176% ● |
| Paprikafrüchte | 40 | 373% ● |
| Porree (Lauch) | 50 | 80% ● |
| Rosenkohl | 76 | 299% ● |
| Rotkohl | 42 | 133% ● |
| Spargel | 35 | 75% ◑ |
| Spinat | 30 | 136% ● |
| Tomaten | 34 | 67% ◑ |
| Weißkohl | 44 | 125% ● |

| Lebensmittel (verzehrbarer Anteil) | kcal pro Portion | % der empfohlenen Tageszufuhr |
|---|---|---|
| Wirsing | 64 | 133% ● |
| 1 Portion = 250 g | | |
| Kartoffeln | 178 | 56% ◑ |
| **Obst** (1 Portion = 150 g) | | |
| Apfelsine | 66 | 100% ● |
| Saft, frisch | 70 | 138% ● |
| Saft (ungesüßte Handelsw.) | 73 | 84% ● |
| Erdbeeren | 50 | 128% ● |
| Grapefruit | 65 | 88% ● |
| Saft | 59 | 107% ● |
| Himbeeren | 48 | 51% ◑ |
| Honigmelone | 81 | 64% ◑ |
| Johannisbeeren, | | |
| rot | 48 | 72% ◑ |
| schwarz | 59 | 354% ● |
| Kiwi | 75 | 143% ● |
| Litschi | 109 | 70% ◑ |
| Mandarinen | 68 | 64% ◑ |
| Mango | 84 | 75% ◑ |
| Papaya | 20 | 160% ● |

◑ 50 bis 75% ● 76 bis 100% und darüber

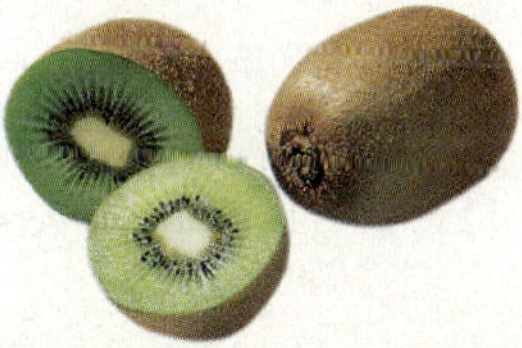

Kiwis zählen zu den Vitamin-C-reichsten Früchten.

# Das Wichtigste über die Mineralstoffe

Die Mineralstoffe sind ebenso wie die Vitamine lebensnotwendig.

Grundsätzlich unterscheidet man je nach benötigter Zufuhr in Mengen- und Spurenelemente.

Mengenelemente wie Natrium, Kalium, Calcium, Phosphor, Magnesium und Chlorid kommen im Körper in hohen Konzentrationen vor. Sie werden täglich in Gramm-Mengen benötigt und mit dem Essen aufgenommen. Bei Spurenelementen hingegen reicht die Aufnahme geringster Mengen im Bereich von millionstel bis tausendstel Gramm pro Tag. Zu den wichtigen Spurenelementen zählen Eisen, Jod, Fluor, Mangan, Kupfer, Zink und Selen.

Die Aufgaben der Mineralstoffe sind vielfältig. Die Mengenelemente Calcium und Magnesium sind zum Beispiel Baumaterial von Knochen und Zähnen. Außerdem sind sie für die Blutgerinnung und die Reizübertragung in Nerven- und Muskelzellen unentbehrlich. Phosphor ist ebenfalls in den Knochen, ist aber auch für den Energiestoffwechsel lebenswichtig. Für die Regulierung des Wasserhaushalts und der Gewebespannung sind Natrium, Kalium und Chlorid verantwortlich. Kalium wird zudem für Muskelfunktionen benötigt. Auch die Spurenelemente sind für wesentliche Körperfunktionen verantwortlich. Ohne Eisen gäbe es keinen Sauerstofftransport im Blut. Fluorid verhütet Karies und Jod ist für den Aufbau des Schilddrüsenhormons essentiel.

Obwohl es bei uns Nahrungsmittel im Überfluß gibt, ist die Versorung mit Mineralstoffen nicht immer sichergestellt. So wird beispielsweise der Bedarf an Calcium und Eisen gerade bei Frauen nicht immer gedeckt.

# Kalium (K)

Kalium reguliert den Wasserhaushalt des Körpers. Es wirkt der Austrocknung der Körperzellen entgegen. Außerdem wird Kalium bei der Nerven- und Muskelarbeit benötigt und aktiviert den Eiweiß- und Kohlenhydratstoffwechsel. Verluste an Kalium (z.B. bei schweren Durchfällen oder Erbrechen) müssen durch erhöhte Zufuhr ausgeglichen werden.
Kaliummangel äußert sich in Herz-Muskel-Schäden, Muskelerschlaffung, Blutdrucksenkung, Appetitlosigkeit und Pulsunregelmäßigkeiten. Eine anhaltende übermäßige Kaliumzufuhr wird mit Schwäche- und Schweregefühl der Muskeln, Unregelmäßigkeiten des Herzschlags, Kreislaufkollaps und Herzstillstand in Verbindung gebracht.

## Besonders reiche Kalium-Quellen

Lebensmittel, durch die mit einer Portion mindestens 30% der DGE-Empfehlungen erreicht werden (orientiert an der Empfehlung für Erwachsene: 2000 mg pro Tag).

| Lebensmittel (verzehrbarer Anteil) | kcal pro Portion | % der empfohlenen Tageszufuhr |
|---|---|---|
| **Brot** 1 Portion = 175 g | | |
| Pumpernickel | 352 | 30% |
| Simonsbrot | 357 | 36% |
| **Hülsenfrüchte** 1 Portion = 75 g | | |
| Bohnen, weiß | 197 | 50% ◑ |
| Erbsen | 204 | 35% |
| Limabohnen | 215 | 64% ◑ |
| Linsen | 233 | 30% |

| Lebensmittel (verzehrbarer Anteil) | kcal pro Portion | % der empfohlenen Tageszufuhr |
|---|---|---|
| Sojabohnen | 241 | 66% ◑ |
| **Gemüse zum Garen** 1 Portion = 200 g | | |
| Artischocken | 44 | 35% |
| Bambussprossen | 35 | 47% |
| Bataten (Süßkartoff.) | 192 | 40% |
| Bleichsellerie | 30 | 34% |
| Blumenkohl | 46 | 31% |

◑ 50 bis 75%

| Lebensmittel (verzehrbarer Anteil) | kcal pro Portion | % der empfohlenen Tageszufuhr |
|---|---|---|
| Broccoli | 48 | 41% |
| Erbsen, grün | 138 | 34% |
| Fenchel | 48 | 49% |
| Grünkohl | 73 | 49% |
| Knollensellerie | 36 | 31% |
| Kohlrabi | 50 | 37% |
| Kürbis | 50 | 38% |
| Möhre (Karotte) | 56 | 30% |
| Pastinake | 44 | 47% |
| Rettich | 28 | 32% |
| Rosenkohl | 76 | 39% |
| Rote Bete (Rübe) | 82 | 34% |
| Schwarzwurzeln | 32 | 32% |
| Spinat | 30 | 63% ◑ |
| tiefgefroren | 29 | 32% |
| Topinambur | 58 | 48% |
| Zuckermais | 180 | 30% |
| 1 Portion = 250 g | | |
| Kartoffeln | 178 | 55% ◑ |

◑ 50 bis 75%

| Lebensmittel (verzehrbarer Anteil) | kcal pro Portion | % der empfohlenen Tageszufuhr |
|---|---|---|
| **Pilze** 1 Portion = 200 g | | |
| Birkenpilze | 40 | 35% |
| Champignons | 30 | 42% |
| Morcheln | 62 | 39% |
| Pfifferlinge | 23 | 37% |
| Reizker | 28 | 31% |
| Rotkappe | 26 | 31% |
| Steinpilze | 40 | 34% |
| Trüffeln | 53 | 53% ◑ |
| **Obst** 1 Portion = 150 g | | |
| Banane | 150 | 29% |
| Honigmelone | 82 | 25% |
| Johannisbeeren | | |
| schwarz | 59 | 23% |
| Kiwi | 75 | 22% |
| Melone, grün, | | |
| rund | 38 | 24% |
| Passionsfrucht | 99 | 26% |

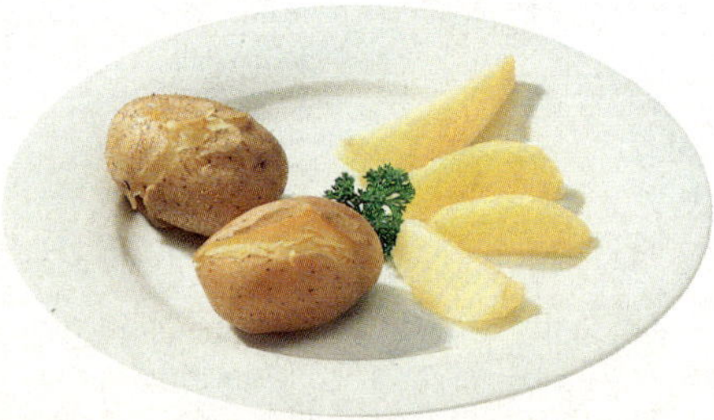

Die Kartoffel liefert reichlich Kalium.

# Calcium (Ca)

Calcium wird für die Bildung von Knochen und Zahnsubstanz benötigt. Des weiteren ist dieser Mineralstoff an der Erregbarkeit der Nerven und Muskeln beteiligt. Für die Blutgerinnung ist Calcium unverzichtbar. Es gilt zudem als Aktivator bestimmter Stoffwechselreaktionen.
Die Aufnahme von Calcium wird durch Vitamin D und Milchzucker begünstigt. Durch übermäßige Fettzufuhr sowie bei gleichzeitiger Aufnahme von Oxalat, Phytat und Phosphor wird die Aufnahme gehemmt. Die Calciumaufnahme und das Einbauen in die Knochen werden durch das Hormon der Nebenschilddrüsen kontrolliert. Während Schwangerschaft und Stillzeit ist der Bedarf erhöht.
Ein Mangel an Calcium führt während der Wachstumsphase zur Rachitis und beim Erwachsenen zur Knochenbrüchigkeit. Zudem ist bei Calciummangel die Erregbarkeit des Nervensystems und der Muskulatur erhöht (Tetanie).

## Besonders reiche Calcium-Quellen

Lebensmittel, durch die mit einer Portion mindestens 20% der DGE-Empfehlungen erreicht werden (orientiert an der Empfehlung für Erwachsene: 800 mg pro Tag).

| Lebensmittel (verzehrbarer Anteil) | kcal pro Portion | % der empfohlenen Tageszufuhr |
|---|---|---|
| **Milch und Milchprodukte** 1 Glas = 200 ml | | |
| H-Milch, entr. | 70 | 31% |
| H-Milch, 1,5% | 94 | 31% |
| H-Milch, 3,5% | 128 | 30% |
| Rohmilch | 134 | 30% |
| Trinkm., entr. | 70 | 31% |
| Trinkm., 1,5% | 94 | 31% |
| Trinkm., 3,5% | 128 | 30% |
| 1 Becher = 150 g | | |
| Dickmilch, entr. | 48 | 23% |
| Dickmilch, 3,5% | 92 | 23% |
| Joghurt, entrahmt | 48 | 27% |
| Joghurt, 1,5% | 66 | 23% |
| Joghurt, 3,5% | 92 | 23% |
| Kefir, 3,5% | 92 | 23% |

| Lebensmittel (verzehrbarer Anteil) | kcal pro Portion | % der empfohlenen Tageszufuhr |
|---|---|---|
| **Käse** 1 Portion = 30 g | | |
| Camembert, | | |
| 30% Fett i.Tr. | 62 | 23% |
| 45% Fett i.Tr. | 84 | 21% |
| Chester (Cheddar), | | |
| 50% Fett i.Tr. | 118 | 27% |
| Edamer, 30% F. | 77 | 30% |
| Edamer, 45% F. | 98 | 25% |
| Edelpilzkäse, | | |
| 50% Fett i.Tr. | 106 | 23% |
| Emmentaler, | | |
| 45% Fett i.Tr. | 116 | 38% |
| Gouda, 45% F. | 110 | 30% |
| Limburger, | | |
| 40% Fett i.Tr. | 88 | 20% |

| Lebensmittel (verzehrbarer Anteil) | kcal pro Portion | % der empfohlenen Tageszufuhr |
|---|---|---|
| Parmesan, | | |
| 35% Fett i.Tr. | 107 | 44% |
| Schmelzkäse, | | |
| 45% Fett i.Tr. | 79 | 21% |
| Tilsiter, 30% F. | 76 | 32% |
| Tilsiter, 45% F. | 98 | 32% |
| **Gemüse zum Garen** 1 Portion = 200 g | | |
| Bleichsellerie | 30 | 20% |
| Broccoli | 48 | 26% |
| Grünkohl | 73 | 53% ◑ |
| Porree (Lauch), | | |
| Knolle | 50 | 22% |
| Spinat | 30 | 32% |
| tiefgefroren | 29 | 30% |

◑ 50 bis 75%

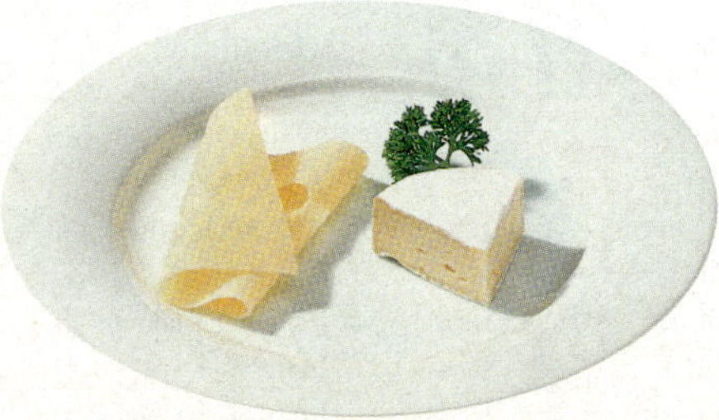

Milchprodukte sind die besten Calciumlieferanten.

# Phosphor (P)

Phosphor ist wie Calcium Bestandteil des Skeletts. Ferner ist dieser Mineralstoff im Stoffwechsel – insbesondere im Prozeß der Energiegewinnung und Energieumwandlung – von Bedeutung.
Die Phosphoraufnahme durch den Darm wird durch Vitamin D und das Hormon der Nebenschilddrüsen gefördert. Durch verschiedene Nahrungsbestandteile (zum Beispiel Calcium, Aluminium, Eisen, Inosit) wird die Aufnahme gehemmt. Während Schwangerschaft und Stillzeit ist der Phosphorbedarf erhöht.
Phosphormangel führt zu Muskelschwäche und Knochenleiden und kann in Verbindung mit Vitamin-D-Mangel zum Krankheitsbild der Rachitis führen.
Lang anhaltende sehr hohe Phosphoraufnahmen (über 4 g pro Tag) können zu einer Verkalkung der Nieren führen. Überhöhte Aufnahme (über 1,5 g pro Tag) kann bei gleichzeitig erniedrigter Calciumaufnahme (weniger als 300 mg pro Tag) zu Störungen des Calciumstoffwechsels führen.

## Besonders reiche Phosphor-Quellen

Lebensmittel, durch die mit einer Portion mindestens 20% der DGE-Empfehlungen erreicht werden (orientiert an der Empfehlung für Erwachsene: 1300 mg pro Tag).

| Lebensmittel (verzehrbarer Anteil) | kcal pro Portion | % der empfohlenen Tageszufuhr |
|---|---|---|
| **Käse** 1 Portion = 30 g | | |
| Schmelzkäse, 45% Fett i.Tr. | 79 | 22% |

| Lebensmittel (verzehrbarer Anteil) | kcal pro Portion | % der empfohlenen Tageszufuhr |
|---|---|---|
| **Fische** 1 Portion = 100 g | | |
| Lachs | 202 | 20% |
| Sardine | 124 | 20% |

| Lebensmittel (verzehrbarer Anteil) | kcal pro Portion | % der empfohlenen Tageszufuhr |
|---|---|---|
| Seelachs | 80 | 29% |
| **Innereien** 1 Portion = 100 g | | |
| **Hammel,** Leber | 133 | 28% |
| **Kalb,** Niere | 128 | 20% |
| **Rind,** Leber | 121 | 27% |
| **Schwein,** Leber | 133 | 28% |
| Niere | 96 | 20% |
| **Brot** 1 Portion = 175 g | | |
| Pumpernickel | 319 | 20% |
| Roggenvollk.br. | 361 | 27% |
| Simonsbrot | 357 | 25% |
| Steinmetzbrot | 355 | 35% |
| Weizenvollk.br | 364 | 26% |

| Lebensmittel (verzehrbarer Anteil) | kcal pro Portion | % der empfohlenen Tageszufuhr |
|---|---|---|
| **Hülsenfrüchte** 1 Portion = 75 g | | |
| Bohnen, weiß | 197 | 25% |
| Erbsen | 204 | 23% |
| Kichererbsen | 206 | 23% |
| Linsen | 233 | 24% |
| Sojabohnen | 241 | 32% |
| **Gemüse zum Garen** 1 Portion = 200 g | | |
| Artischocken | 44 | 20% |
| **Pilze** 1 Portion = 200 g | | |
| Morcheln (Speise-) | 62 | 25% |

# Magnesium (Mg)

Magnesium ist am Aufbau von Knochen und Zähnen beteiligt. Es aktiviert verschiedene Reaktionen des Kohlenhydrat- und Eiweißstoffwechsels und spielt eine wichtige Rolle bei der Muskel- und Nervenreizbarkeit. Die Magnesiumaufnahme über den Darm wird durch Calcium, Phosphor, Fett, Eiweiß und Alkohol sowie durch einen Mangel an Vitamin $B_1$ und Vitamin $B_6$ gehemmt. Der genaue Magnesiumbedarf ist nicht bekannt. Der Bedarf ist während der Stillzeit erhöht. Ein Mangel an Magnesium führt zu Körpergewichtsabnahmen, Muskelzuckungen, Rhythmusstörungen sowie Krämpfen und Bewußtseinsstörungen.

## Besonders reiche Magnesium-Quellen

Lebensmittel, durch die mit einer Portion mindestens 20% der DGE-Empfehlungen erreicht werden (orientiert an der Empfehlung für männliche Erwachsene: 350 mg pro Tag).

| Lebensmittel (verzehrbarer Anteil) | kcal pro Portion | % der empfohlenen Tageszufuhr |
|---|---|---|
| **Getreide** 1 Portion = 50 g | | |
| Haferflocken, Instant | 177 | 20% |
| Haferflocken, Vollkorn | 177 | 20% |
| Hirse, Korn[1] | 177 | 24% |
| Naturreis[1] | 174 | 23% |
| Weizenvollkornmehl | 153 | 20% |
| **Brot** 1 Portion = 175 g | | |
| Pumpernickel | 319 | 40% |
| Roggenmischbr. | 394 | 20% |
| Roggenvollkornbrot | 361 | 35% |
| Weizenmischbr. | 406 | 37% |
| Weizenvollkornbrot | 361 | 46% |
| **Hülsenfrüchte** 1 Portion = 75 g | | |
| Bohnen, weiß | 197 | 30% |
| Erbsen | 260 | 33% |
| Kichererbsen | 206 | 33% |
| Limabohnen | 215 | 43% |
| Sojabohnen | 241 | 47% |
| **Gemüse zum Garen** 1 Portion = 200 g | | |
| Kohlrabi | 50 | 25% |
| Spinat | 30 | 33% |
| **Obst** 1 Portion = 150 g | | |
| Banane | 122 | 16% |
| Papaya | 20 | 17% |
| Passionsfrucht | 99 | 17% |

[1] = entspelzt, ganzes Korn

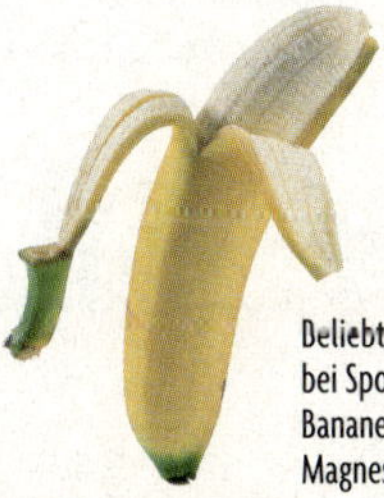

Beliebt nicht nur bei Sportlern: Bananen als Magnesiumquelle.

# Eisen (Fe)

Eisen ist am Transport von Sauerstoff im Blut beteiligt (etwa 70% des Körpereisens liegen im Blutfarbstoff vor). Des weiteren wird Eisen für die Bildung verschiedener Stoffe benötigt, die an lebensnotwendigen Körperfunktionen beteiligt sind. Die Eisenaufnahme erfolgt hauptsächlich über den Darm. Sie wird durch Vitamin C gefördert und kann durch Calcium, Phosphorsalze und Phytat bis zu 50% gehemmt werden. Von der zugeführten Eisenmenge werden durchschnittlich nur etwa 10% tatsächlich aufgenommen. Das Eisen aus Fleisch und Fleischprodukten wird etwa zu 15% aufgenommen, das Eisen aus pflanzlichen Lebensmitteln nur zu maximal 7%. Während Schwangerschaft und Stillzeit ist der Bedarf erhöht.
Eisenmangel führt zu Anämie (»Blutarmut«) mit vermindertem Blutfarbstoff und verkleinerten roten Blutkörperchen. Auch ein Mangel von Haut- und Haarpigmenten wurde beobachtet. Besonders gefährdet für Eisenmangel sind Säuglinge, Kinder und Jugendliche sowie Frauen während der Menstruationszeit.

## Besonders reiche Eisen-Quellen

Lebensmittel, durch die mit einer Portion mindestens 20% der DGE-Empfehlungen erreicht werden (orientiert an der Empfehlung für weibliche Erwachsene: 15 mg pro Tag).

| Lebensmittel (verzehrbarer Anteil) | kcal pro Portion | % der empfohlenen Tageszufuhr |
|---|---|---|
| **Fleisch** 1 Portion = 100 g | | |
| **Kalb,** Brust | 131 | 20% |
| Haxe | 98 | 20% |
| Schnitzel | 99 | 20% |
| **Schwein,** Filet | 106 | 20% |
| **Reh,** Keule | 97 | 20% |
| Rücken | 122 | 20% |

| Lebensmittel (verzehrbarer Anteil) | kcal pro Portion | % der empfohlenen Tageszufuhr |
|---|---|---|
| **Kaninchen** | 152 | 23% |
| **Innereien** 1 Portion = 100 g | | |
| **Huhn,** Leber | 136 | 49% |
| **Kalb,** Leber | 130 | 53% ◑ |
| Lunge | 90 | 33% |
| Niere | 128 | 77% ● |
| **Rind,** Leber | 121 | 47% |
| Lunge | 99 | 50% ◑ |
| Niere | 116 | 63% ◑ |
| **Schwein,** Leber | 124 | 105% ● |
| Lunge | 114 | 33% |
| Niere | 96 | 67% ◑ |
| **Getreide** 1 Portion = 50 g | | |
| Hafer, Korn[1] | 177 | 19% |
| Hirse, Korn[1] | 177 | 30% |
| **Brot** 1 Portion = 175 g | | |
| Pumpernickel | 319 | 28% |
| Roggenmischbr. | 368 | 27% |
| Roggenvollkornbrot | 338 | 35% |
| Steinmetzbrot | 355 | 35% |
| Weizenmischbr. | 406 | 20% |
| Weizenvollkornbrot | 364 | 23% |
| Mehrkornbrot | 403 | 26% |
| **Hülsenfrüchte** 1 Portion = 75 g | | |
| Bohnen, weiß | 197 | 31% |
| Erbsen | 204 | 25% |

| Lebensmittel (verzehrbarer Anteil) | kcal pro Portion | % der empfohlenen Tageszufuhr |
|---|---|---|
| Kichererbsen | 206 | 35% |
| Linsen | 233 | 35% |
| Sojabohnen | 241 | 33% |
| **Gemüse zum Garen** 1 Portion = 200 g | | |
| Artischocken | 44 | 20% |
| Erbsen, grün | 138 | 25% |
| Fenchel | 48 | 36% |
| Grünkohl | 74 | 25% |
| Spinat | 30 | 55% ◑ |
| Zucchini | 38 | 20% |
| **Pilze** 1 Portion = 200 g | | |
| Pfifferlinge | 23 | 87% ● |
| Trüffeln | 112 | 47% |

◑ 50 bis 75% ● 76 bis 100% und darüber

[1] = entspelzt, ganzes Korn

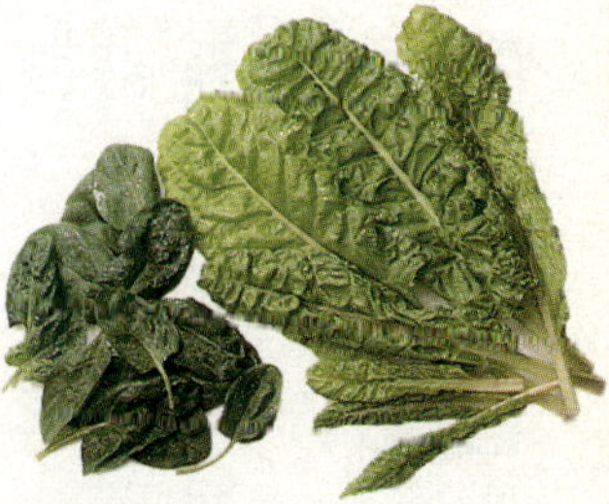

Das Eisen aus dem Spinat kann der Körper optimal aufnehmen, wenn gleichzeitig Vitamin-C-reiche Lebensmittel gegessen werden.

# Jod (J)

Jod wird für die Bildung und Aktivierung der Vorstufen des Schilddrüsenhormons Tyroxin benötigt (etwa ein Drittel des Körperbestandes an Jod ist in der Schilddrüse enthalten). Ein Mangel an Jod führt zum Jodmangelkropf, verbunden mit Schilddrüsenveränderungen.
Die Jodaufnahme kann gehemmt werden durch einige Medikamente, aber auch durch Stoffe, die natürlicherweise in Lebensmitteln (zum Beispiel in Kohl oder Rüben) vorkommen. So kann trotz ausreichender Jodzufuhr ein Jodmangel entstehen. Jodakne und eine Überfunktion der Schilddrüse als Folge einer überhöhten Jodaufnahme wurden bis auf Ausnahmen erst dann beobachtet, wenn die empfohlene Zufuhrmenge um den Faktor 100 bis 10 000 überschritten war.

## Besonders reiche Jod-Quellen

Lebensmittel, durch die mit einer Portion mindestens 20% der DGE-Empfehlungen erreicht werden (orientiert an der Empfehlung für Erwachsene: 200 µg pro Tag).

| Lebensmittel (verzehrbarer Anteil) | kcal pro Portion | % der empfohlenen Tageszufuhr |
|---|---|---|
| **Fische** 1 Portion = 100 g | | |
| Garnele | 87 | 65% ◑ |
| Heilbutt | 101 | 26% |
| Hering | 201 | 20% |
| Kabeljau | 73 | 85% ● |
| Makrele | 180 | 25% |
| Miesmuscheln | 51 | 65% ◑ |
| Ostseehering | 155 | 25% |
| Rotbarsch | 105 | 50% ◑ |
| Schellfisch | 77 | 122% ● |
| Scholle | 86 | 26% |
| Seelachs | 80 | 100% ● |
| Steck- oder Klaffmuscheln | 54 | 60% ◑ |
| Thunfisch | 226 | 25% |

◑ 50 bis 75% ● 76 bis 100% und darüber

# Fluor (F)

Fluor erhöht die Stabilität von Knochen und Zähnen; es steigert die Festigkeit der Zahnsubstanz. Fluor hemmt die Mundbakterien, die Zuckerreste fermentieren und so Zahnbelag bilden. Daher wird es zur Kariesvorbeugung eingesetzt. Ferner bewirkt Fluor einen Schutz gegen Anämie (»Blutarmut«) während der Schwangerschaft, da es die Eisenaufnahme aus dem Darm verbessert. Die Fluoraufnahme wird durch große Mengen an Magnesium, Calcium und Aluminium verringert.
Die Gesamtzufuhr durch Nahrung, Trinkwasser und Supplemente (Tabletten, Tropfen) wird für Erwachsene mit einer Menge von 1,5 bis 4,0 mg pro Tag empfohlen; dieser Bereich gilt als toxikologisch unbedenklich. Die angegebene Obergrenze sollte jedoch nicht über längere Zeiträume überschritten werden. Ausgenommen sind Therapien unter ärztlicher Überwachung.

## Besonders reiche Fluor-Quellen

Lebensmittel, durch die mit einer Portion mindestens 15% der DGE-Empfehlungen erreicht werden (orientiert an der Supplementempfehlung für Erwachsene: 1 mg pro Tag).

| Lebensmittel (verzehrbarer Anteil) | kcal pro Portion | % der empfohlenen Tageszufuhr |
|---|---|---|
| **Fische** 1 Portion = 100 g | | |
| Garnele | 87 | 16% |
| Hummer | 81 | 21% |
| **Fischdauerwaren** 1 Portion = 100 g | | |
| Brathering | 204 | 30% |
| Bückling | 224 | 36% |
| 1 Portion = 50 g | | |
| Sardinen in Öl | 111 | 53% |
| Stockfisch | 340 | 51% |
| **Innereien** 1 Portion = 100 g | | |
| **Huhn,** Leber | 136 | 19% |

| Lebensmittel (verzehrbarer Anteil) | kcal pro Portion | % der empfohlenen Tageszufuhr |
|---|---|---|
| **Kalb,** Niere | 128 | 20% |
| **Rind,** Niere | 116 | 20% |
| **Brot** 1 Portion = 175 g | | |
| Roggenvollkornbrot | 361 | 18% |
| Simonsbrot | 357 | 18% |
| Weizenvollkornbrot | 364 | 18% |

| Lebensmittel (verzehrbarer Anteil) | kcal pro Portion | % der empfohlenen Tageszufuhr |
|---|---|---|
| **Hülsenfrüchte** 1 Portion = 75 g | | |
| Sojabohnen | 241 | 27% |
| **Nüsse** 1 Portion = 30 g | | |
| Walnüsse | 200 | 21% |
| **Gemüse zum Garen** 1 Portion = 200 g | | |
| Spinat | 30 | 20% |

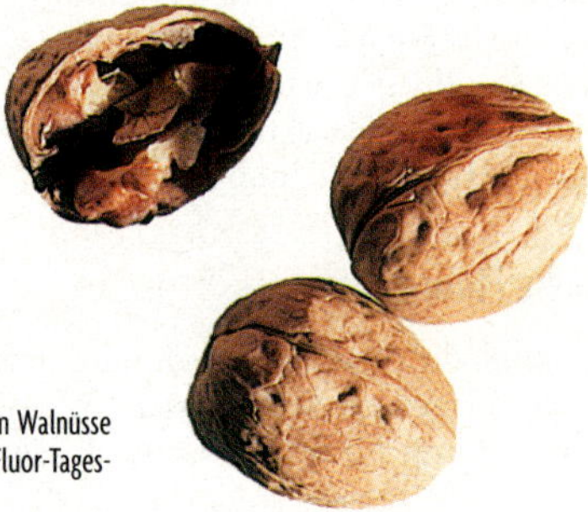

Schon 30 Gramm Walnüsse liefern $^1/_5$ des Fluor-Tagesbedarfs.

# Mangan (Mn)

Mangan wirkt als Aktivator vielzähliger Stoffwechselreaktionen.

Unter normalen Ernährungsbedingungen wurde ein Manganmangel beim Menschen nicht beobachtet. Negative Wirkungen durch erhöhte Zufuhr mit der Nahrung sind bislang nicht bekannt.

## Besonders reiche Mangan-Quellen

Lebensmittel, durch die mit einer Portion mindestens 15% der DGE-Empfehlungen erreicht werden (orientiert am maximalen Schätzwert für Erwachsene: 5 mg pro Tag).

| Lebensmittel (verzehrbarer Anteil) | kcal pro Portion | % der empfohlenen Tageszufuhr |
|---|---|---|
| **Getreide** 1 Portion = 50 g | | |
| Hafer, Korn[1] | 180 | 37% |
| Haferflocken | 177 | 45% |
| Hirse, Korn, geschält | 177 | 19% |
| Gerste, Korn[1] | 158 | 17% |
| Reis, poliert | 174 | 20% |
| Roggen, Korn | 147 | 42% |
| Weizen, Korn | 152 | 37% |
| 1 Portion = 15 g | | |
| Weizenkeime | 46 | 34% |
| **Brot** 1 Portion = 175 g | | |
| Weizenvollkornbrot | 364 | 80% ● |
| **Hülsenfrüchte** 1 Portion = 75 g | | |
| Bohnen, weiß | 197 | 24% |
| Erbsen | 204 | 20% |
| Limabohnen | 215 | 29% |
| Sojabohnen | 241 | 42% |
| **Gemüse zum Garen** 1 Portion = 200 g | | |
| Artischocken | 44 | 15% |
| Erbsen, Schote/Samen | 162 | 26% |

| Lebensmittel (verzehrbarer Anteil) | kcal pro Portion | % der empfohlenen Tageszufuhr |
|---|---|---|
| Grünkohl | 66 | 22% |
| Pastinake | 44 | 16% |
| Spinat | 30 | 38% |
| Schwarzwurzeln | 32 | 16% |
| **Obst** 1 Portion = 150 g | | |
| Brombeeren | 66 | 27% |
| Hagebutte | 132 | 36% |
| Heidelbeeren | 57 | 25% |
| **Nüsse** 1 Portion = 30 g | | |
| Haselnüsse | 193 | 34% |
| **Tee** 1 Portion = 10 g | | |
| Schwarzer Tee | 15 | 147% ● |

[1] = entspelzt, ganzes Korn ● 76 bis 100% und darüber

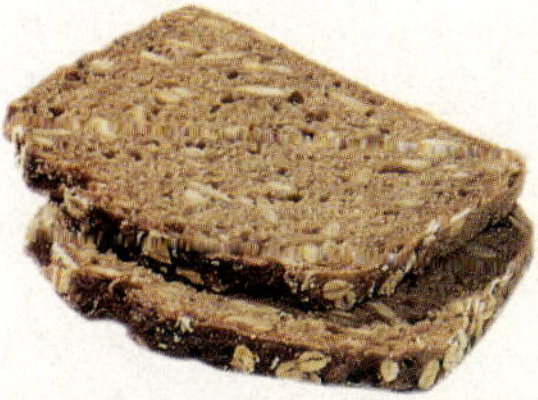

Vollkornbrot ist eine wichtige Manganquelle.

# Kupfer (Cu)

Kupfer ist an Abbaureaktionen sowie an der Beseitigung bestimmter Stoffwechselprodukte beteiligt. Kupfer wird im Bindegewebe und beim Eisentransport benötigt. Die Aufnahme von Kupfer aus dem Darm ist begrenzt; sie ist höher, wenn kleine Mengen zugeführt werden. Kupfermangel beim Menschen ist selten. In den wenigen bekannten Fällen wurde eine gestörte Bildung der roten Blutkörperchen beobachtet. Hohe Kupfergaben wirken giftig.

## Besonders reiche Kupfer-Quellen

Lebensmittel, durch die mit einer Portion mindestens 25% der DGE-Empfehlungen erreicht werden (orientiert am maximalen Schätzwert für Erwachsene: 3 mg pro Tag).

| Lebensmittel (verzehrbarer Anteil) | kcal pro Portion | % der empfohlenen Tageszufuhr |
|---|---|---|
| **Fische** 1 Portion = 100 g | | |
| Austern | 66 | 83% ● |
| **Innereien** 1 Portion = 100 g | | |
| **Hammel,** Leber | 133 | 254% ● |
| **Kalb,** Leber | 130 | 183% ● |
| **Rind,** Leber | 121 | 105% ● |
| **Schwein,** Leber | 133 | 44% |
| **Brot** 1 Portion = 175 g | | |
| Roggenvollkornbrot | 338 | 40% |

| Lebensmittel (verzehrbarer Anteil) | kcal pro Portion | % der empfohlenen Tageszufuhr |
|---|---|---|
| Weizenvollkornbrot | 364 | 25% |
| **Pilze** 1 Portion = 200 g | | |
| Champignons | 30 | 26% |
| Pfifferlinge[2] | 23 | 66% ◑ |
| **Nüsse** 1 Portion = 30 g | | |
| Cashewkerne | 169 | 37% |
| Kokosnuß[2] | 103 | 70% ◑ |

◑ 50 bis 75% ● 76 bis 100% und darüber [2] Höchstwert

# Zink (Zn)

Zink ist beteiligt beim Eiweiß- und Kohlenhydratstoffwechsel. Des weiteren wird Zink als Stabilisator der Zellmembranen und für die Bildung der Speicherform von Insulin benötigt. Die Zinkaufnahme wird durch bestimmte Eiweißbausteine begünstigt und durch Calcium, Kupfer und Phytat verschlechtert. Ein Mangel an Zink führt zu vermindertem Körperwachstum, verschlechterter Wundheilung und rückbildbarem Verlust des Geschmacks- und Geruchsempfindens. Akute Zinkvergiftungen führen zu Magen-Darm-Störungen. Chronische Vergiftungen verschlechtern das Blutbild.

## Besonders reiche Zink-Quellen

Lebensmittel, durch die mit einer Portion mindestens 20% der DGE-Empfehlungen erreicht werden (orientiert an der Empfehlung für männliche Erwachsene: 15 mg pro Tag).

| **Lebensmittel** (verzehrbarer Anteil) | kcal pro Portion | % der empfohlenen Tageszufuhr |
|---|---|---|
| **Fische** 1 Portion = 100 g | | |
| Austern[3] | 66 | 43% |
| **Fleisch** 1 Portion = 100 g | | |
| **Hammel,** Keule | 234 | 25% |
| **Rind,** Filet | 121 | 29% |
| Hochrippe | 161 | 32% |
| Keule | 148 | 26% |
| Lende | 130 | 27% |

| **Lebensmittel** (verzehrbarer Anteil) | kcal pro Portion | % der empfohlenen Tageszufuhr |
|---|---|---|
| **Innereien** 1 Portion = 100 g | | |
| **Huhn,** Leber | 136 | 21% |
| **Kalb,** Leber | 130 | 56% ◑ |
| **Rind,** Leber | 121 | 34% |
| **Schwein,** Leber | 133 | 39% |
| **Brot** 1 Portion = 175 g | | |
| Weizenmischbr. | 406 | 41% |
| Weizenvollkornbrot | 364 | 25% |

◑ 50 bis 75% ● 76 bis 100% u. darüber [3] Mindestwert

# Fette, Fettsäuren und Cholesterin

Das Fett ist ein konzentrierter Energielieferant, pro Gramm enthält es 9 Kalorien, doppelt so viel Energie wie in einem Gramm Kohlenhydrate oder Eiweiß. Ernährungswissenschaftler empfehlen höchstens 30% der täglichen Kalorien in Form von Fett. Das entspricht etwa 70 g. Mindestens ein Drittel davon sollte aus einfach gesättigten Fettsäuren stammen, die vor allem in Olivenöl und in Butter enthalten sind. Ein weiteres Drittel sollten die mehrfach ungesättigten Fettsäuren einnehmen. Sie sind hauptsächlich in Pflanzen- und Fischölen zu finden. Der Rest sind die gesättigten Fettsäuren tierischer Herkunft und aus gehärteten Pflanzenfetten. Fett liefert nicht nur Kalorien, es erfüllt auch wichtige Funktionen. Es ist notwendig um die fettlöslichen Vitamie A, D, E und K aufzunehmen und es kann selbst Träger der mehrfach ungesättigten Fettsäuren sein. Diese sind für den Stoffwechsel unentbehrlich, da sie im Organismus nicht selbst aufgebaut werden können.

## Wenn der Cholesterinspiegel erhöht ist

Bei erhöhtem Cholesterinspiegel sollten Sie besonders auf den Cholesteringehalt der Nahrungsmittel achten. 300 mg Cholesterin pro Tag sollten auf keinen Falle überschritten werden. Diese Empfehlung gilt für alle, die sich gesund ernähren wollen. Bei streng cholesterinarmer Kost sind 200 mg das Limit. Gleichzeitig sollten Sie auf einen hohen P/S-Quotienten achten. Das ist der Wert der mehrfach ungesättigten (**p**olyunsaturated) Fettsäuren geteilt durch den Wert der gesättigten (**s**aturated) Fettsäuren. Ideal ist ein P/S-Quotient, der etwa bei 1 liegt, um den Cholesterinspiegel zu senken.

| Lebensmittel (verzehrbarer Anteil) | Portionsgröße | Gesamtfett | Fettsäuren mehrfach-ungesättigt | gesättigt | P/S-Quotient | Cholesterin |
|---|---|---|---|---|---|---|
| | g | g | g | g | | mg |
| **Milch und Milchprodukte, Eier** | | | | | | |
| Trinkmilch, 3,5% Fett | 200 ml | 7,0 | 0,2 | 4,2 | 0,05 | 22 |
| Joghurt, 3,5% Fett | 150 ml | 5,3 | 0,2 | 3,3 | 0,06 | 17 |
| Sahne, süß | 30 | 9,5 | 0,3 | 5,5 | 0,05 | 33 |
| Saure Sahne, extra | 30 | 5,4 | 0,2 | 3,3 | 0,06 | 18 |
| Hartkäse, 45% Fett i.Tr. | 30 | 9,2 | 0,4 | 5,4 | 0,1 | 28 |
| Schnittkäse, 45% Fett i.Tr. | 30 | 8,1 | 0,2 | 5,3 | 0,1 | 19 |
| Weichkäse, 60% Fett i.Tr. | 30 | 10,2 | 0,3 | 6,1 | 0,1 | 26 |
| Frischkäse, 60% Fett i.Tr. | 30 | 9,5 | 0,3 | 5,7 | 0,05 | 25 |
| Eier, 1 Stück | 52 | 5,8 | 0,8 | 1,6 | 0,5 | 206 |
| Eidotter, 1 Stück | 19 | 6,1 | 0,9 | 1,7 | 0,5 | 239 |
| **Fette und Öle** | | | | | | |
| Butter | 10 | 8,3 | 0,3 | 4,8 | 0,06 | 25 |
| Butterschmalz | 10 | 10,0 | 0,4 | 6,0 | 0,07 | 29 |
| Schweineschmalz | 10 | 10,0 | 1,1 | 3,8 | 0,3 | 9 |
| Baumwollsamenöl | 10 | 10,0 | 5,0 | 2,7 | 1,9 | 0,2 |
| Erdnußöl | 10 | 10,0 | 2,2 | 2,0 | 1,1 | 0,1 |
| Kokosfett | 10 | 10,0 | 0,2 | 8,7 | 0,02 | 0,1 |
| Leinöl | 10 | 10,0 | 6,9 | 1,0 | 6,9 | 0,7 |
| Maiskeimöl | 10 | 10,0 | 5,3 | 1,3 | 4,1 | 0,2 |
| Margarine, durchschnittl. | 10 | 8,0 | 2,6 | 2,4 | 1,1 | 0,7 |
| Diätmargarine | 10 | 8,0 | 4,7 | 1,8 | 2,6 | 0,1 |
| Olivenöl | 10 | 10,0 | 0,9 | 1,3 | 0,7 | 0,1 |
| Safloröl (Distelöl) | 10 | 10,0 | 7,5 | 0,9 | 8,3 | 0 |
| Sonnenblumenöl | 10 | 10,0 | 6,3 | 1,1 | 5,7 | 0,5 |
| Walnußöl | 10 | 10,0 | 7,1 | 0,9 | 7,9 | 0,1 |
| **Fisch, frisch** | | | | | | |
| Aal | 100 | 24,5 | 3,2 | 5,7 | 0,6 | 164 |
| Forelle | 100 | 2,7 | 1,0 | 0,5 | 20,0 | 56 |
| Hering | 100 | 17,8 | 4,2 | 4,1 | 1,0 | 77 |

| Lebensmittel (verzehrbarer Anteil) | Portionsgröße | Gesamtfett | Fettsäuren mehrfach-ungesättigt | gesättigt | P/S-Quotient | Cholesterin |
|---|---|---|---|---|---|---|
| | g | g | g | g | | mg |
| Kabeljau | 100 | 0,6 | 0,2 | 0,1 | 2,0 | 47 |
| Karpfen | 100 | 4,8 | 1,1 | 0,9 | 1,2 | 75 |
| Lachs | 100 | 13,6 | 4,8 | 2,9 | 1,7 | 44 |
| Makrele | 100 | 11,6 | 2,6 | 3,4 | 0,8 | 76 |
| Rotbarsch | 100 | 3,6 | 0,9 | 0,7 | 1,3 | 38 |
| Schellfisch | 100 | 0,6 | 0,2 | 0,1 | 2,0 | 62 |
| Seelachs | 100 | 0,8 | 0,2 | 0,1 | 2,0 | 71 |
| Seezunge | 100 | 1,4 | 0,3 | 0,4 | 0,8 | 50 |
| Thunfisch | 100 | 15,5 | 4,6 | 4,1 | 1,1 | 100 |
| **Geflügel, Fleisch, Innereien, Fleischwaren** | | | | | | |
| Brathuhn, Durchschnitt | 100 | 9,6 | 2,5 | 2,6 | 1,0 | 99 |
| Brust, mit Haut | 100 | 6,2 | 1,5 | 1,9 | 0,8 | 66 |
| Keule, mit Haut | 100 | 11,2 | 2,6 | 3,7 | 0,7 | 85 |
| Ente, Durchschnitt | 100 | 17,2 | 3,1 | 4,8 | 0,6 | 80 |
| Gans, Durchschnitt | 100 | 31,0 | 4,4 | 8,9 | 0,5 | 86 |
| Puter (Truth.), Durchschn. | 100 | 15,0 | 4,4 | 5,1 | 0,9 | 74 |
| Rind, Filet | 100 | 4,0 | 0,2 | 1,2 | 0,2 | 70 |
| Hochrippe | 100 | 8,1 | 0,3 | 3,6 | 0,1 | 70 |
| Roastbeef | 100 | 4,5 | 0,2 | 1,9 | 0,1 | 70 |
| Schwein, Filet | 100 | 2,0 | 0,1 | 0,8 | 0,1 | 70 |
| Hackfleisch | 100 | 22,5 | 1,1 | 9,7 | 0,1 | 70 |
| Kamm | 100 | 13,8 | 1,0 | 5,8 | 0,2 | 70 |
| Schnitzel | 100 | 1,9 | 0,1 | 0,7 | 0,1 | 70 |
| Leber | 100 | 4,9 | 1,1 | 1,7 | 0,6 | 350 |
| Leberwurst, grob | 30 | 8,8 | 0,6 | 3,4 | 0,2 | * |
| Salami | 30 | 10,0 | 1,2 | 5,5 | 0,2 | 26 |
| Speck, durchwachsen | 30 | 19,5 | 1,0 | 8,4 | 0,1 | 90 |
| **Getreide/Brote** | | | | | | |
| Gerste, Korn | 50 | 1,1 | 0,6 | 0,3 | 2,3 | 0 |
| Grünkern, Korn | 50 | 1,4 | 0,6 | 0,2 | 3,0 | 0 |

| Lebensmittel (verzehrbarer Anteil) | Portionsgröße | Gesamtfett | Fettsäuren mehrfach-ungesättigt | Fettsäuren gesättigt | P/S-Quotient | Cholesterin |
|---|---|---|---|---|---|---|
| | g | g | g | g | | mg |
| Haferflocken | 50 | 4,0 | 1,6 | 0,6 | 2,7 | 0 |
| Hirse, Korn | 50 | 2,0 | 1,0 | 0,5 | 2,0 | 0 |
| Reis, Natur | 50 | 1,1 | 0,4 | 0,2 | 2,7 | 0 |
| Reis, poliert | 50 | 0,3 | 0,1 | 0,1 | 1,0 | 0 |
| Weizenkeime, getrocknet | 15 | 1,4 | 0,4 | 0,1 | 4,0 | 0 |
| Roggenvollkornbrot | 50 | 0,6 | 0,3 | * | * | 0 |
| Weizenvollkornbrot | 50 | 0,4 | 0,2 | * | * | 0 |
| **Nüsse** | | | | | | |
| Erdnüsse | 30 | 14,4 | 4,3 | 2,1 | 2,1 | * |
| Haselnüsse | 30 | 18,3 | 1,9 | 1,3 | 1,5 | * |
| Mandeln | 30 | 16,2 | 3,0 | 1,3 | 2,3 | * |
| Walnüsse | 30 | 18,6 | 12,3 | 2,0 | 6,1 | * |

* = es liegen keine Daten vor

# Eiweiß, Aminosäuren

Nahrungseiweiß besteht aus Verbindungen zwanzig unterschiedlicher Aminosäuren. Acht davon sind lebensnotwendig. Sie können vom Körper nicht aufgebaut werden, sondern müssen mit der Nahrung zugeführt werden. Eiweiß ist unentbehrlich für den Aufbau von Muskeln, Organen, Blut, Haut und Enzymen.

## Die biologische Wertigkeit

Die Qualität des Eiweißes, auch »biologische Wertigkeit« genannt, hängt ab von der Menge der lebensnotwendigen Aminosäuren, die in diesem Eiweiß enthalten sind und von deren Verhältnis zueinander. Die biologische Wertigkeit

gibt an, wieviel Gramm Körpereiweiß durch 100 g eines Nahrungseiweißes neu aufgebaut oder ersetzt werden können. Tierisches Eiweiß hat eine höhere Wertigkeit als pflanzliches Eiweiß. Werden jedoch pflanzliche Eiweiße gemischt, so können diese Mischungen die Wertigkeit tierischen Eiweißes sogar noch übersteigen.
Besonders günstige Kombinationen sind:
- Kartoffel mit Ei, Milch, Quark oder Käse,
- Getreide (Mehl, Brot) mit Milch, Fleisch oder Fisch,
- Hülsenfrüchte mit Weizen oder Roggen.

## Eiweißreiche und eiweißarme Kost

Eiweißreiche Kost ist erforderlich:
- während der Schwangerschaft: 75 g Eiweiß pro Tag
- für Schwerarbeiter und Hochleistungssportler: 100 g Eiweiß pro Tag
- nach Operationen mit hohen Eiweißverlusten: nach ärztlicher Anordnung

Eiweißarme Kost ist erforderlich:
- bei Funktionsstörungen der Niere oder Leber. Man unterscheidet in mäßig eiweißarm mit 40 g Eiweiß pro Tag, und streng eiweißarm mit 25 g Eiweiß pro Tag. Eiweißarme Kostformen müssen unter Aufsicht des Arztes durchgeführt werden.

## Eiweiß in der vollwertigen Ernährung

Normalerweise liegt der tägliche Eiweißbedarf bei 0,8 bis 1 g pro Kilo Körpergewicht. Bei einem Gewicht von 65 kg sind das etwa 55 g. In einer gesunden, ausgewogenen Kost sollte die Hälfte der Eiweiße pflanzlichen Quellen entstammen. Bei vollständigem Verzicht auf tierische Lebensmittel ist die Kombination von Getreide und Hülsenfrüchten in derselben Mahlzeit wichtig, um die biologische Wertigkeit der Pflanzeneiweiße zu verbessern.
In der folgenden Tabelle sind tierische und pflanzliche Eiweißquellen gegenübergestellt.

## Quellen für tierisches Eiweiß

| Lebensmittel (verzehrbarer Anteil) | Portionsgröße g | Eiweiß g |
|---|---|---|
| **Milch und Milchprodukte** | | |
| Buttermilch | 200 ml | 7,0 |
| Trinkmilch, 3,5% | 200 ml | 6,6 |
| Trinkmilch, entr. | 200 ml | 7,0 |
| Joghurt, 3,5% Fett | 150 ml | 5,0 |
| Hartkäse, 45% F.[1] | 30 | 8,7 |
| Schnittkäse, 45% Fett[1] | 30 | 7,4 |
| Weichkäse, 60% Fett[1] | 30 | 5,3 |
| Weichkäse, 30% Fett[1] | 30 | 6,8 |
| Quark, mager | 50 | 6,8 |
| Eier, 1 Stück | 52 | 6,7 |
| Eidotter, 1 Stück | 19 | 3,1 |
| Eiklar, 1 Stück | 33 | 3,6 |
| Sahne, sauer, 10% Fett | 30 | 0,9 |
| Sahne, süß, 30% Fett | 30 | 0,7 |
| **Fisch** | | |
| Forelle | 100 | 19,5 |
| Karpfen | 100 | 18,0 |
| Garnele, Krabben | 100 | 18,6 |
| Kabeljaufilet | 100 | 17,0 |
| Matjeshering | 100 | 16,0 |
| Makrele, frisch | 100 | 18,8 |
| Makrele, geräuch. | 100 | 20,7 |
| Rotbarsch | 100 | 18,2 |
| Scholle | 100 | 17,1 |

| Lebensmittel (verzehrbarer Anteil) | Portionsgröße g | Eiweiß g |
|---|---|---|
| Seelachs | 100 | 18,3 |
| Tintenfisch | 100 | 15,3 |
| **Fleisch** | | |
| Brathuhn | 100 | 19,9 |
| Ente | 100 | 18,1 |
| Gans | 100 | 15,7 |
| Puter (Truthahn) | 100 | 19,2 |
| Wild, i. D. | 100 | 21,5 |
| Lammkeule (Schlegel) | 100 | 18,0 |
| Kalbkeule und -schnitzel | 100 | 20,7 |
| Rinderfilet | 100 | 21,2 |
| Schweineschnitzel | 100 | 22,2 |
| Leber, i. D. | 100 | 20,4 |
| **Wurst** | | |
| Cervelatwurst | 30 | 6,1 |
| Leberwurst, grob | 30 | 4,8 |
| Mettwurst | 30 | 4,2 |
| Salami | 30 | 5,3 |
| Schinken ohne Fettrand | 30 | 8,9 |
| Schinken, wie gew. | 30 | 5,5 |

[1] Fett in der Trockenmasse

## Quellen für pflanzliches Eiweiß

| Lebensmittel (verzehrbarer Anteil) | Portionsgröße g | Eiweiß g |
|---|---|---|
| **Fisch** | | |
| Karpfen | 100 | 18,0 |
| **Fette** | | |
| Erdnußbutter | 10 | 2,8 |
| Margarine | 10 | + |
| **Getreideprodukte** | | |
| Brot, i. D. | 50 | 3,5 |
| Knäckebrot, 4 Scheiben | 30 | 3,0 |
| Eierteigwaren | 60 | 7,8 |
| Haferflocken | 60 | 7,4 |
| Reis, Vollkorn | 60 | 4,4 |
| Roggen, Vollkorn | 60 | 5,2 |
| Weizen, Vollkorn | 60 | 6,8 |
| **Nüsse** | | |
| Erdnuß | 30 | 7,8 |
| Haselnuß | 30 | 3,9 |
| Mandel | 30 | 5,7 |
| **Hülsenfrüchte** | | |
| Bohnen, weiß, getr. | 75 | 16,5 |
| Erbsen, getr. | 75 | 17,3 |
| Linsen | 75 | 17,6 |
| Sojabohnen, getr. | 75 | 25,3 |
| Sojafleisch (trocken) | 50 | 22,0 |
| Sojamehl, halbfett, 1 EL | 15 | 5,6 |
| **Gemüse** | | |
| Blattsalate | 50 | 0,6 |
| Kartoffeln | 250 | 5,0 |

| Lebensmittel (verzehrbarer Anteil) | Portionsgröße g | Eiweiß g |
|---|---|---|
| Kohlgemüse | 200 | 4,1 |
| Kohlrabi | 200 | 4,0 |
| Möhren (Karotten) | 200 | 2,2 |
| Porree (Lauch) | 200 | 3,6 |
| Paprikafrüchte | 200 | 2,4 |
| Salatgurke | 200 | 1,2 |
| Tomate | 200 | 2,0 |
| Zwiebel | 200 | 2,6 |
| **Obst** | | |
| Banane | 150 | 1,7 |
| Beerenobst | 150 | 1,3 |
| Kernobst | 150 | 0,7 |
| Steinobst | 150 | 1,2 |
| Zitrusfrüchte | 150 | 1,2 |
| Fruchtsäfte, i. D. | 200 | 0,3 |
| **Süßwaren** | | |
| Honig | 10 | + |
| Schokolade | 30 | 2,0 |
| Zucker | 10 | 0 |
| **Diätetische Lebensmittel** | | |
| »eiweißarmes Brot« | 50 | 0,3 |
| »eiweißarme Nudeln« | 50 | 0,3 |

+ = in Spuren

# Kohlenhydrate, Ballaststoffe

## Die Kohlenhydrate

Kohlenhydrate liefern schnell verfügbare Energie und sind für die Hirntätigkeit lebensnotwendig. Mehr als die Hälfte der täglichen Kalorien sollten in Form von Kohlenhydraten zugeführt werden. Das sind etwa 300 g pro Tag.
Kohlenhydrate unterscheiden sich grundsätzlich in zwei Formen:

- Der Zucker (Einfachzucker). Dieser wird besonders schnell ins Blut aufgenommen. Dazu zählen Traubenzucker (Glucose), Haushaltszucker aus Rüben oder Zuckerrohr (Saccharose), Fruchtzucker (Fructose), und Sorbit (Zuckeraustauschstoff.) Zucker liefert hauptsächlich Kalorien und keine weiteren Nährstoffe.
- Die Stärke (Mehrfachzucker). Diese wird langsam ins Blut aufgenommen. Stärkereiche Nahrungsmittel liefern neben der Energie auch lebenswichtige Nährstoffe wie Vitamine und Mineralstoffe, häuig auch Ballaststoffe.

Ernährungswissenschaftler empfehlen die süßen Kohlenhydrate aus Süßigkeiten und Obst auf 10 bis 15% zu beschränken. Der Hauptanteil der Kohlenhydrate sollte aus stärkehaltigen Nahrungsmitteln wie Vollkornprodukten, Kartoffeln und Gemüse stammen.

## Das müssen Diabetiker beachten

Beim Diabetes mellitus (Zuckerkrankheit) ist der Organismus – bedingt durch Insulinmangel – nicht in der Lage, nach dem Verzehr größerer Mengen rasch spaltbarer Kohlenhydrate, den Blutzuckerspiegel konstant zu halten und die Speicherung in der Leber zu sichern. Die Ernährung muß dann dem absoluten oder relativen Insulinmangel angepaßt werden.

Das heißt für die Praxis:

- Die verordnete Kohlenhydratmenge in viele kleine Mahlzeiten aufteilen. Eine Reduzierung der Menge ist nicht empfehlenswert, da Kohlenhydrate für den Diabetiker genauso wichtig sind wie für den Gesunden.
- Stärkehaltige Lebensmittel, die zugleich reich an Ballaststoffen sind, bevorzugen.
- Zuckerhaltige Lebensmittel (in Form von Glucose und Saccharose) streichen oder zumindest stark reduzieren.

Fruchtzucker und Sorbit dürfen in kleinen Mengen verzehrt werden, da sie im Organismus auch ohne Insulin verwertet werden. Deshalb Obstsorten bevorzugen, die relativ viel Fruchtzucker enthalten.

## Die Ballaststoffe

Die »nicht verwertbaren Kohlenhydrate« werden als Ballaststoffe bezeichnet. Sie verzögern die Spaltung und Aufnahme der Kohlenhydrate, deshalb werden sie in der Diabetes-Diät empfohlen. Sie sorgen für eine optimale Darmfüllung und eine rasche Darmpassage, deshalb beugen sie der Darmträgheit und Verstopfung (Obstipation), Divertikulose und anderen Darmerkrankungen vor. Außerdem senken Ballaststoffe den Cholesterinspiegel, deshalb werden sie in der Diät bei erhöhten Cholesterinwerten im Blut eingesetzt. Für die vollwertige Ernährung des Gesunden werden täglich 30 g Ballaststoffe empfohlen.
Eine »ballaststoffreiche« Kost im Rahmen einer Diät sollte mehr als 30 g enthalten. Die Zufuhr langsam steigern, da anfangs Beschwerden auftreten können.
Die folgende Tabelle zeigt den Gehalt der verschiedenen Formen der verwertbaren und nicht verwertbaren Kohlenhydrate. Die Portionsgröße wurde den Broteinheiten/Kohlenhydrateinheiten angepaßt (1 Broteinheit/Kohlenhydrateinheit = 10–12 g Kohlenhydrate).

| **Lebensmittel** (verzehrbarer Anteil) | **Portionsgröße** | **Kohlenhydrate** | | | | |
|---|---|---|---|---|---|---|
| | | **verwertbar** | | | | |
| | | **Gesamtmenge** | **Stärke** | **Zucker Glucose Saccharose** | **Zucker Fructose Sorbit** | **nicht verwertbar Ballaststoffe** |
| | **g** | **g** | **g** | **g** | **g** | **g** |
| Knäckebrot | 30 | 19,8 | 19,0 | + | + | 4,2 |
| Roggenbrot | 50 | 22,8 | 20,0 | 1,0 | 0,2 | 3,2 |
| Roggenvollkornbrot | 50 | 19,4 | 15,3 | 0,5 | 0,5 | 4,0 |
| Toastbrot | 50 | 24,0 | 19,7 | * | * | 1,9 |
| Weizen-Brötchen | 50 | 27,8 | 22,7 | 0,1 | 0,1 | 1,5 |
| Weizenmischbrot | 50 | 24,0 | 19,0 | 0,1 | 0,2 | 2,4 |
| Weizenvollkornbrot | 50 | 20,5 | 15,3 | * | * | 3,7 |
| Butterkeks | 30 | 22,5 | 16,8 | 6,0 | * | 1,0 |
| Zwieback | 30 | 21,9 | 16,1 | 0,1 | * | 1,1 |
| Teigwaren, Eier- | 60 | 41,9 | 38,7 | 1,0 | * | 2,0 |
| Teigwaren, Vollkorn | 60 | 35,9 | 35,4 | 0,1 | * | 5,3 |
| Bohnen, weiß | 75 | 30,0 | 28,5 | 1,4 | + | 12,7 |
| Linsen | 75 | 38,1 | 37,1 | 0,9 | 0 | 8,0 |
| Erbsen, getr. | 75 | 31,0 | 28,8 | 2,1 | + | 12,5 |
| Buchweizen, Korn | 50 | 35,5 | 35,3 | 0 | 0 | 1,9 |
| Gerste, Korn | 50 | 32,2 | 32,2 | 0,6 | 0,04 | 4,9 |
| Grünkern, Korn | 50 | 31,7 | 31,1 | * | * | 4,4 |
| Haferflocken | 50 | 31,7 | 30,3 | 0,3 | 0 | 2,7 |
| Hirse, Korn | 50 | 34,4 | 30,0 | 0,8 | * | 1,9 |
| Mais, Korn, trocken | 50 | 32,3 | 30,8 | 0,4 | 0,03 | 4,6 |
| Reis, Natur | 50 | 37,0 | 36,4 | 0,3 | * | 1,1 |
| Reis, poliert | 50 | 38,9 | 38,7 | 0,1 | + | 0,7 |
| Roggen, Korn | 50 | 30,4 | 26,2 | 0,4 | 0,02 | 6,8 |
| Roggenmehl, T. 815 | 30 | 21,3 | 19,2 | * | * | 2,0 |
| Weizen, Korn | 30 | 18,3 | 17,6 | 0,3 | + | 3,1 |
| Weizenmehl, T. 405 | 30 | 21,6 | 21,2 | + | + | 1,2 |
| Weizenkleie | 30 | 5,4 | 4,0 | 1,0 | + | 13,6 |
| Corn-flakes | 30 | 23,9 | 23,3 | + | + | 1,2 |

* = es liegen keine Daten vor   + = in Spuren

| Lebensmittel (verzehrbarer Anteil) | Portionsgröße | Kohlenhydrate | | | | |
|---|---|---|---|---|---|---|
| | | verwertbar | | | | nicht verwertbar Ballaststoffe |
| | | Gesamtmenge | Stärke | Zucker Glucose Saccharose | Zucker Fructose Sorbit | |
| | g | g | g | g | g | g |
| Puddingpulver | 10 | 8,5 | 8,5 | + | + | + |
| Stärke i.D. | 10 | 8,5 | 8,5 | + | + | + |
| Kartoffel | 250 | 38,5 | 35,3 | 1,8 | 0,4 | 5,2 |
| Blumenkohl | 200 | 4,7 | 0,5 | 2,4 | 1,8 | 5,8 |
| Bohnen, grün | 200 | 10,6 | 4,1 | 2,8 | 2,7 | 3,8 |
| Erbsen, frisch | 200 | 25,2 | 22,0 | 2,4 | + | 8,6 |
| Endiviensalat | 50 | 0,2 | + | 0,2 | + | 0,8 |
| Feldsalat | 50 | 0,4 | + | 0,2 | 0,1 | 0,8 |
| Kopfsalat | 50 | 0,5 | + | 0,2 | 0,2 | 0,8 |
| Kohlrabi | 200 | 7,4 | + | 5,4 | 2,5 | 2,8 |
| Möhre (Karotte) | 200 | 9,6 | 0,2 | 7,0 | 2,6 | 7,2 |
| Porree (Lauch) | 200 | 6,7 | 0,2 | 3,7 | 2,9 | 4,5 |
| Rettich | 200 | 3,8 | + | 3,0 | 1,2 | 5,0 |
| Rosenkohl | 200 | 6,6 | 1,5 | 4,0 | 1,5 | 8,8 |
| Rote Bete (Rübe) | 200 | 16,8 | + | 16,3 | 0,7 | 5,0 |
| Schwarzwurzel | 200 | 3,2 | + | 3,1 | 0,1 | 34,0 |
| Spargel | 200 | 4,4 | + | 2,0 | 2,0 | 3,0 |
| Tomate | 200 | 5,2 | 0,2 | 2,7 | 3,1 | 2,0 |
| Weißkohl | 200 | 8,3 | + | 4,7 | 3,5 | 5,9 |
| Wirsing | 200 | 4,8 | + | 3,0 | 1,8 | 5,1 |
| Ananas | 150 | 20,3 | + | 14,9 | 3,7 | 2,3 |
| Apfel | 150 | 17,1 | 0,2 | 6,9 | 2,0 | 3,0 |
| Apfel, getrocknet | 35 | 19,9 | 1,0 | 8,0 | 10,0 | 3,5 |
| Birne | 150 | 18,6 | + | 5,2 | 13,4 | 4,9 |
| Banane | 150 | 32,1 | 4,1 | 20,8 | 5,1 | 2,7 |
| Erdbeere | 150 | 8,3 | + | 4,8 | 3,5 | 2,4 |
| Grapefruit | 150 | 13,5 | + | 8,0 | 3,2 | 2,4 |
| Honigmelone | 150 | 18,6 | + | 16,7 | 2,0 | 1,1 |
| Kiwi | 150 | 15,5 | + | 6,8 | 6,9 | 3,2 |

| Lebensmittel (verzehrbarer Anteil) | Portionsgröße | Kohlenhydrate verwertbar Gesamtmenge | Stärke | Zucker Glucose Saccharose | Zucker Fructose Sorbit | nicht verwertbar Ballaststoffe |
|---|---|---|---|---|---|---|
| | g | g | g | g | g | g |
| Mandarine | 150 | 5,3 | + | 13,2 | 2,0 | 3,0 |
| Orange | 150 | 12,5 | + | 8,5 | 3,9 | 2,4 |
| Pfirsich | 100 | 8,9 | + | 6,8 | 2,1 | 1,7 |
| Pflaume | 100 | 10,2 | + | 6,7 | 3,4 | 1,6 |
| Pflaume, getr. | 20 | 9,5 | + | 6,3 | 3,2 | 1,0 |
| Wassermelone | 250 | 20,8 | + | 11,0 | 9,8 | 0,5 |
| Weintraube | 100 | 16,1 | + | 7,8 | 7,7 | 1,6 |
| Apfelsaft, ungesüßt | 100 ml | 11,9 | + | 4,1 | 6,4 | + |
| Orangensaft, ungesüßt | 100 ml | 9,0 | + | 6,4 | 2,6 | + |
| Trinkmilch | 200 ml | 9,6 | * | 9,0 T | * | 0 |

* = es liegen keine Daten vor   + = in Spuren   T = Lactose

# Kohlenhydrat-Austauschtabelle

Hier sind Lebensmittel ausgewählt, die im Rahmen einer Diät-Verordnung bei Diabetes mellitus berechnet werden müssen.
Eine Ernährungs-Empfehlung sollte – insbesondere für Diabetiker, die mit Insulin oder/und Sulfonylharnstoffen behandelt werden – vom behandelnden Arzt oder nach ärztlicher Anordnung von einer autorisierten Ernährungsfachkraft erstellt werden. Nur in diesem Fall ist eine optimale Anpassung von Ernähungs- und Medikamentenbehandlung gewährleistet.

| Lebensmittel (verzehrbarer Anteil) | 1 BE/KE entspricht | kcal je 1 BE/KE |
|---|---|---|
| **Brote, Gebäck und Frühstücksflocken** | | |
| **Brote und Brötchen** | | |
| Knäckebrot | 15 | 48 |
| Laugenbrötchen, Laugenbrezeln | 20 | 45 |
| Mehrkornbrot | 25 | 54 |
| Pumpernickel | 25 | 46 |
| Roggenbrot | 20 | 43 |
| Roggenmischbrot | 25 | 53 |
| Roggenschrotbrot | 25 | 48 |
| Roggenvollkornbrot | 25 | 48 |
| Vollkornbrot m. Sonnenblumenkernen | 25 | 58 |
| Weißbrot | 20 | 47 |
| Weizen-Baguette | 20 | 52 |
| Weizenbrötchen | 20 | 54 |
| Weizenmischbr. | 20 | 45 |
| Weizenschrotbr. | 25 | 51 |
| Weizenvollkornbrot | 25 | 51 |
| Weizentoastbrot | 20 | 52 |
| **Backwaren** | | |
| Butterkeks | 15 | 63 |
| Kräcker | 15 | 68 |
| Müslikeks | 15 | 66 |
| Salzstangen, Salzbrezeln | 15 | 58 |

| Lebensmittel (verzehrbarer Anteil) | 1 BE/KE entspricht | kcal je 1 BE/KE |
|---|---|---|
| Vollkornkeks, i.D. | 20 | 88 |
| Vollkornzwieback | 20 | 73 |
| Zwieback, eifrei | 15 | 55 |
| **Frühstücksflocken** | | |
| Cornflakes | 15 | 53 |
| Früchtemüsli, o. Zucker, i.D. | 15 | 54 |
| Getreidesprossen, frisch, i.D. | 75 | 51 |
| Haferflocken | 15 | 53 |
| Kleieflocken | 25 | 61 |
| Müslimischung, i. Durchschn. | 15 | 59 |
| Schoko-Müsli, i. Durchschn. | 15 | 60 |
| Roggenflocken | 15 | 46 |
| Roggen-Keime, getrocknet | 30 | 120 |
| Roggen-Speisekleie | 60 | 106 |
| Weizen-Keime, getrocknet | 35 | 109 |
| Weizen-Speisekleie | 55 | 96 |
| **Kartoffeln, Nudeln und Reis** | | |
| **Kartoffeln** | | |
| Kartoffeln, roh | 70 | 49 |
| gekocht (in d. Schale) | 70 | 49 |
| geröstet | 40 | 49 |
| Kartoffelklöße/Knödel | 40 | 43 |

| Lebensmittel (verzehrbarer Anteil) | 1 BE/KE entspricht | kcal je 1 BE/KE |
|---|---|---|
| Kartoffelpüree | 75 | 65 |
| Kroketten | 35 | 43 |
| Pommes frites, verzehrfertig | 30 | 87 |
| Rösti | 50 | 57 |
| **Nudeln** | | |
| Nudeln, Eierteigwaren, roh | 15 | 54 |
| eifrei, roh | 15 | 54 |
| Vollkornnudeln, roh | 15 | 51 |
| **Reis** | | |
| Reis, Korn, Naturreis | 15 | 51 |
| Reis, poliert | 15 | 52 |
| Reis, poliert, parboiled, roh | 15 | 52 |
| **Getreide und Getreideprodukte** | | |
| **Getreide** | | |
| Buchweizen, Korn, geschält | 15 | 51 |
| Gerste, Korn | 15 | 47 |
| Grünkern (Dinkel), Korn | 15 | 48 |
| Hafer, Korn | 15 | 53 |
| Hirse, Korn | 15 | 53 |
| Mais, Korn | 15 | 50 |
| Roggen, Korn | 15 | 44 |
| Weizen, Korn | 15 | 46 |
| **Getreideprodukte** | | |
| Gersten-Graupen | 15 | 51 |
| Hafer-Grütze | 15 | 58 |

| Lebensmittel (verzehrbarer Anteil) | 1 BE/KE entspricht | kcal je 1 BE/KE |
|---|---|---|
| Mais-Grieß | 15 | 51 |
| Weizen-Grieß | 15 | 49 |
| Popcorn | 15 | 55 |
| **Mehle und Stärkemehle** | | |
| **Mehle** | | |
| Buchweizen-Vollmehl | 15 | 51 |
| Gersten-Vollkornmehl | 15 | 52 |
| Dinkel, Mehl | 15 | 50 |
| Mais, Vollmehl | 15 | 49 |
| Reis, Mehl | 15 | 53 |
| Roggen-Mehl, Type 815 | 15 | 48 |
| Mehl, Type 997 | 15 | 47 |
| Mehl, Type 1150 | 15 | 48 |
| Vollkornmehl/Backschrot, Type 1800 | 15 | 44 |
| Weizen-Mehl, Type 405 | 15 | 50 |
| Mehl, Type 550 | 15 | 51 |
| Mehl, Type 1050 | 15 | 50 |
| Vollkornmehl/Backschrot, Type 1700 | 15 | 45 |
| **Stärkemehle** | | |
| Kartoffel-Stärke | 10 | 34 |
| Mais-Stärke | 10 | 34 |
| Reis-Stärke | 10 | 34 |
| Weizen-Stärke | 10 | 35 |

BE/KE entspricht 10–12 g verfügbarer Kohlenhydrate

| Lebensmittel (verzehrbarer Anteil) | 1 BE/KE entspricht | kcal je 1 BE/KE |
|---|---|---|
| Soßenbinder, dunkel | 10 | 36 |
| Soßenbinder, hell | 10 | 35 |
| **Obst, Obstsäfte und Trockenfrüchte** | | |
| **Obst** | | |
| Ananas, roh | 80 | 44 |
| Apfel, roh | 100 | 50 |
| Mus | 50 | 39 |
| Apfelsine, roh | 120 | 51 |
| Aprikosen, roh | 120 | 52 |
| Banane, roh | 50 | 47 |
| Birne, roh | 80 | 44 |
| Brombeere, roh | 160 | 70 |
| Erdbeere, roh | 180 | 58 |
| tiefgefroren | 150 | 49 |
| Feige, roh | 80 | 48 |
| Grapefruit, roh | 110 | 49 |
| Heidelbeeren | 160 | 59 |
| i.D., ungesüßt, Gesamtinhalt | 260 | 61 |
| Kulturheidelbeeren | 50 | 42 |
| tiefgefroren, ungesüßt | 50 | 42 |
| Himbeeren, roh | 210 | 70 |
| in Dosen, unges. | 180 | 46 |
| Holunderbeeren, schwarz, roh | 150 | 82 |
| Honigmelone | 80 | 44 |
| Johannisb., rot | 200 | 66 |
| schwarz | 160 | 63 |

| Lebensmittel (verzehrbarer Anteil) | 1 BE/KE entspricht | kcal je 1 BE/KE |
|---|---|---|
| Kaki, roh | 60 | 43 |
| Kaktusfeigen | 140 | 53 |
| Kirschen, süß | 80 | 50 |
| sauer, roh | 100 | 53 |
| Kiwi, roh | 110 | 55 |
| Litschi, roh | 60 | 45 |
| Mandarinen, roh | 100 | 46 |
| Mango, roh | 80 | 47 |
| Melone, grün | 190 | 48 |
| Mirabellen, roh | 70 | 47 |
| Nektarine, roh | 80 | 43 |
| Papaya, roh | 420 | 55 |
| Passionsfrucht, roh, o. Schale | 100 | 63 |
| Pfirsich, roh | 110 | 47 |
| Pflaumen, roh | 100 | 49 |
| Preiselbeeren | 160 | 56 |
| in Dosen, ungesüßt | 150 | 51 |
| Reineclaude, roh | 80 | 45 |
| Sanddornbeeren | 300 | 266 |
| Stachelbeeren | 140 | 52 |
| Wassermelone | 120 | 45 |
| Weintrauben | 70 | 47 |
| Zitrone, geschält | 310 | 111 |
| **Obstsäfte** | | |
| Ananas-Saft | 80 | 42 |
| Apfel-Saft | 90 | 51 |
| Apfelsinen-Saft, frisch gepreßt | 110 | 50 |
| Apfelsinen-Saft, ungesüßte Handelsware | 110 | 49 |

| Lebensmittel (verzehrbarer Anteil) | 1 BE/KE entspricht | kcal je 1 BE/KE |
|---|---|---|
| Brombeer-Saft | 130 | 49 |
| Grapefruit-Saft, ungesüßt | 100 | 47 |
| Himbeer-Saft, frisch gepreßt | 180 | 51 |
| Holunderbeeren-Saft | 150 | 57 |
| Mandarinen-Saft | 100 | 46 |
| Trauben-Saft | 60 | 41 |
| Zitronen-Saft | 420 | 111 |
| **Trockenfrüchte** | | |
| Apfel, getr. (geschwefelt) | 20 | 51 |
| Aprikose, getr. | 20 | 48 |
| Bananen, getr. | 15 | 49 |
| Birne, getr. | 20 | 43 |
| Dattel, getr. | 15 | 42 |
| Feige, getrocknet | 20 | 49 |
| Korinthen, schw. u. rot, getr. | 20 | 52 |
| Pfirsich, getr. | 20 | 49 |
| Pflaumen, getr. | 20 | 44 |
| Rosinen, getr. ohne Kerne | 15 | 42 |
| Sultaninen, getr., ganze Frucht | 15 | 40 |
| Weinbeeren, getr. | 15 | 41 |
| **Gemüse** | | |
| **Nur Sorten die mit 200 g und weniger als 200 g bereits 1 KE liefern** | | |
| Bohnen, grün | 200 | 64 |
| Erbsen, grün | 95 | 66 |
| Kohlrübe, roh | 140 | 48 |

| Lebensmittel (verzehrbarer Anteil) | 1 BE/KE entspricht | kcal je 1 BE/KE |
|---|---|---|
| Kürbis, roh | 200 | 50 |
| Löwenzahnblätter, roh | 110 | 57 |
| Möhren (Karotten), roh | 190 | 51 |
| Rote Rübe (Bete), roh | 120 | 50 |
| Zuckermais, roh | 60 | 52 |
| in Dosen | 50 | 55 |
| **Samen und Nüsse** | | |
| Cashewnuß | 35 | 199 |
| Haselnuß | 90 | 582 |
| Kastanien | 25 | 49 |
| Pinienkerne | 50 | 337 |
| Pistazienkerne | 55 | 340 |
| Sonnenblumenkerne, geschält | 80 | 464 |
| Walnuß | 80 | 533 |
| **Milch und Sauermilchprodukte** | | |
| **Milch** | | |
| Kuhmilch, 3,5% Fett | 200 | 128 |
| Kuhmilch, 1,5% Fett | 200 | 93 |
| Kuhmilch, Magermilch | 200 | 69 |
| Schafmilch | 200 | 193 |
| Ziegenmilch | 200 | 138 |
| **Sauermilchprodukte** | | |
| Buttermilch | 250 | 86 |
| Dickmilch, 3,5% Fett | 250 | 152 |

BE/KE entspricht 10–12 g verfügbarer Kohlenhydrate

| Lebensmittel (verzehrbarer Anteil) | 1 BE/KE entspricht | kcal je 1 BE/KE |
|---|---|---|
| Dickmilch, entr. | 250 | 79 |
| Joghurt, 3,5% F. | 250 | 152 |
| Joghurt, 1,5% F. (fettarm) | 250 | 109 |
| Joghurt, Magermilchjoghurt | 250 | 79 |
| Kefir, 3,5% Fett | 250 | 152 |
| Molke | 220 | 52 |
| **Hülsenfrüchte** | | |
| Bohnen weiß | 25 | 66 |
| Erbsen | 25 | 67 |
| Kichererbsen | 25 | 69 |
| Sprossen, frisch | 40 | 57 |
| Limabohnen | 20 | 53 |
| Linsen | 20 | 63 |
| Saubohnen | 20 | 62 |
| Sojabohnen | 160 | 517 |
| Sojafleisch, trocken, i. D. | 75 | 187 |
| **Süßwaren** | | |
| **Süße Brotaufstriche** | | |
| Bienenhonig | 10 | 33 |
| Gelee, Konfitüre, i. D. | 15 | 36 |
| Nuß-(Nougat) creme | 15 | 80 |
| Zucker | 10 | 40 |
| **Süßigkeiten** | | |
| Bonbons | 10 | 39 |
| Gummibärchen | 15 | 49 |
| Marzipan | 20 | 91 |
| Nougat | 15 | 75 |

| Lebensmittel (verzehrbarer Anteil) | 1 BE/KE entspricht | kcal je 1 BE/KE |
|---|---|---|
| Schokolade, halbbitter | 20 | 101 |
| Vollmilchschokolade | 20 | 105 |
| Vollmilch-Haselnuß | 20 | 111 |
| **Speiseeis** | | |
| Eiscreme (Einfacheiscreme) | 65 | 105 |
| mit Früchten | 50 | 80 |
| Fruchteis | 50 | 80 |
| Milchspeiseeis | 50 | 64 |
| Sahneeis | 65 | 144 |
| Softeis | 55 | 63 |
| **Fertiggerichte und -soßen** | | |
| **Tiefkühl-Fertiggerichte** | | |
| Bami Goreng | 65 | 104 |
| Canneloni | 50 | 79 |
| Fischstäbchen | 50 | 85 |
| Frühlingsrolle | 40 | 58 |
| Hacksteak | 100 | 240 |
| Lasagne | 45 | 74 |
| Nasi Goreng | 55 | 91 |
| Pizza-Baguette | 40 | 156 |
| Pizza mit Champignons | 40 | 77 |
| Pizza mit Salami | 35 | 108 |
| Pizza Margherita | 35 | 76 |

BE/KE entspricht 10–12 g verfügbarer Kohlenhydrate

# Purine und Harnsäure

Purine sind Bestandteil der Zellkerne aller Lebewesen und üben im Organismus wichtige Funktionen aus. Sie werden mit der Nahrung zugeführt, im Organismus zu Harnsäure abgebaut und über die Nieren ausgeschieden. Ist der Harnsäurestoffwechsel gestört, der körpereigene Harnsäureaufbau erhöht und/oder die Ausscheidung vermindert, kommt es zu einer erhöhten Harnsäurekonzentration im Blut. Es bilden sich Harnsäurekristalle, die in den Gelenken oder auch in der Niere abgelagert werden. Es entstehen Gicht oder Harnsäuresteine in der Niere. In diesen Fällen wird der Arzt ein Alkoholverbot und eine Reduzierung der Purinzufuhr verordnen. Häufig fordert er auch, weniger Kalorien und Fette zu essen. Außerdem müssen stärkehaltige Kohlenhydrate (Brot, Getreide, Kartoffeln) bevorzugt werden, und man muß reichlich trinken.
In der purin- beziehungsweise harnsäurearmen Diät unterscheidet man:

- »Purinarme Kost« mit durchschnittlich 300 mg Harnsäure pro Tag. Sie kann langfristig bei Hyperuricämie und Gicht ohne Schwierigkeiten eingehalten werden.
- »Streng purinarme Kost« mit durchschnittlich 120 mg Harnsäure pro Tag. Sie wird nach einem akuten Gichtanfall oder bei sehr hohem Serum-Harnsäurespiegel verordnet.

## Purine und Harnsäure in der Tabelle

Der Puringehalt der Lebensmittel wird heute als gebildete Harnsäure angegeben. Dieser Wert gibt an, wieviel Harnsäure durch die im Lebensmittel vorhandene Purinmenge gebildet wird.
Zur besseren Orientierung sind ausgewählte Lebensmittel in folgenden drei Tabellen getrennt zusammengestellt:

- Niedriger Harnsäuregehalt: Lebensmittel, die in einer Portion weniger als 50 mg Harnsäure enthalten.
  Diese – insbesondere die pflanzlichen – Lebensmittel dieser Gruppe sollten in einer purinarmen Kost bevorzugt verzehrt werden. Von den tierischen Lebensmitteln dieser Gruppe sollten die Milchprodukte bevorzugt werden.
- Mittlerer Harnsäuregehalt: Lebensmittel, die in einer Portion 50 bis unter 100 mg Harnsäure enthalten.
  Diese Lebensmittel sollten in einer »purinarmen Diät« reduziert und in einer »streng purinarmen Diät« gemieden werden.
- Hoher Harnsäuregehalt: Lebensmittel, die in einer Portion 100 und mehr mg Harnsäure enthalten. Diese Lebensmittel sollten in einer purinarmen Kost grundsätzlich gemieden werden. Viele Gemüse dieser Gruppe können jedoch in Mischgemüsen oder Salaten mit Sorten, die nur einen geringen Gehalt an Harnsäure aufweisen, sinnvoll kombiniert werden (z.B. je 50 g Paprika, Gurke, Kopfsalat und Tomate oder 150 g Champignons und 50 g Zwiebel).
- Alkoholische Getränke sind nur nach Absprache mit dem behandelnden Arzt – und auch dann nur in kleinen Mengen – erlaubt.

## Lebensmittel mit niederem Gehalt an Harnsäure

| Lebensmittel (verzehrbarer Anteil) | Portionsgröße | gebildete Harnsäure |
|---|---|---|
| | g | mg |
| **Milch** | 200 | <16 |
| **Sauermilchprodukte** | 200 | 16 |
| **Käse** | | |
| Brie, Chester, 50% Fett i. Tr. | 30 | 2 |

| Lebensmittel (verzehrbarer Anteil) | Portionsgröße | gebildete Harnsäure |
|---|---|---|
| | g | mg |
| Edamer | 30 | 2 |
| Hüttenkäse | 50 | 5 |
| Limburger | 30 | 10 |
| **Fette und Öle** | 10 | 0 |
| **Wurst- und Fleischwaren** | | |
| Bauchspeck, geräu. | 30 | 38 |

| Lebensmittel (verzehrbarer Anteil) | Portionsgröße g | gebildete Harnsäure mg |
|---|---|---|
| Bierschinken | 30 | 26 |
| Corned beef, deutsch | 30 | 17 |
| Fleischwurst | 30 | 23 |
| Mettwurst | 30 | 22 |
| Mortadella | 30 | 29 |
| Rotwurst (Blutw.) | 30 | 17 |
| Salami | 30 | 31 |
| Schinken, gekocht | 30 | 39 |
| **Getreide und -produkte** | | |
| Brötchen | 50 | 11 |
| Eierteigwaren | 60 | 24 |
| Gerste; Hafer, entspelzt | 50 | 47 |
| Knäckebrot | 30 | 18 |
| Roggen; Weizen | 50 | 26 |
| Weißbrot | 50 | 7 |
| **Gemüse, Hülsenfrüchte und Pilze** | | |
| Aubergine | 200 | 42 |
| Chinakohl | 50 | 11 |
| Endivien | 50 | 9 |
| Fenchel | 200 | 28 |
| Gurken | 200 | 14 |
| Karotten | 200 | 34 |
| Kartoffel | 250 | 40 |
| Kopfsalat | 50 | 7 |
| Pfifferling | 200 | 34 |
| Radieschen, Rettich | 100 | 15 |
| Rhabarber | 200 | 24 |
| Rote Rübe | 200 | 38 |
| Sauerkraut | 200 | 32 |

| Lebensmittel (verzehrbarer Anteil) | Portionsgröße g | gebildete Harnsäure mg |
|---|---|---|
| Spargel | 200 | 46 |
| Tomate | 200 | 22 |
| Weißkohl | 200 | 44 |
| Zucchini | 200 | 48 |
| Zwiebel | 200 | 26 |
| **Obst** | | |
| Apfel | 150 | 21 |
| Ananas; Apfelsine | 150 | 29 |
| Birne | 150 | 18 |
| Erdbeere | 150 | 32 |
| Heidelbeere | 150 | 33 |
| Himbeere | 150 | 27 |
| Kirsche, Kiwi | 150 | 29 |
| Johannisbeere, rot | 150 | 26 |
| Olive | 25 | 7 |
| Pfirsich | 150 | 32 |
| Pflaume | 150 | 36 |
| Stachelbeere | 150 | 24 |
| Weintraube | 150 | 41 |
| getrocknet | 35 | 37 |
| **Getränke** | | |
| Bier, alkoholfrei | 200 | 16 |
| Malzbier | 200 | 10 |
| Kaffee; Tee | 10 | 0 |
| **Verschiedenes** | | |
| Bonbons; Zucker | 10 | 0 |
| Erdnuß | 30 | 24 |
| Haselnuß; Mandel | 30 | 11 |
| Honig; Marmelade | 20 | 0 |
| Sesamsamen | 30 | 19 |
| Sonnenbl.kerne | 30 | 43 |
| Walnuß | 30 | 8 |

## Lebensmittel mit mittlerem Gehalt an Harnsäure

| Lebensmittel (verzehrbarer Anteil) | Portionsgröße g | gebildete Harnsäure mg |
|---|---|---|
| **Fische** | | |
| Schleie | 100 | 80 |
| Scholle | 100 | 93 |
| **Fleisch** | | |
| Rindfleisch, Brust | 100 | 90 |
| **Wurst- u. Fleischwaren** | | |
| Frankfurter Würstchen | 100 | 89 |
| Leberwurst | 30 | 50 |
| Wiener Würstchen | 100 | 78 |
| **Gemüse, Hülsenfrüchte** | | |
| Bohnen, grün | 200 | 74 |
| Bohnen, weiß, getr. | 75 | 96 |

| Lebensmittel (verzehrbarer Anteil) | Portionsgröße g | gebildete Harnsäure mg |
|---|---|---|
| Erbsen, getr. | 75 | 71 |
| Grünkohl | 200 | 96 |
| Kohlrabi | 200 | 50 |
| Kürbis | 200 | 88 |
| Linsen, getrocknet | 75 | 95 |
| Rotkraut | 200 | 64 |
| Sojasprossen | 75 | 60 |
| Wirsingkohl | 200 | 74 |
| **Obst** | | |
| Banane | 150 | 86 |
| Honigmelone | 150 | 50 |
| **Verschiedenes** | | |
| Bäckerhefe | 10 | 68 |
| Tofu | 100 | 68 |

## Lebensmittel mit hohem und sehr hohem Gehalt an Harnsäure

| Lebensmittel (verzehrbarer Anteil) | Portionsgröße g | gebildete Harnsäure mg |
|---|---|---|
| **Fische** | | |
| Forelle | 100 | 297 |
| Garnele | 100 | 147 |
| Hecht | 100 | 140 |
| Hering | 100 | 210 |
| Karpfen | 100 | 160 |
| Kabeljau | 100 | 109 |
| Lachs | 100 | 170 |

| Lebensmittel (verzehrbarer Anteil) | Portionsgröße g | gebildete Harnsäure mg |
|---|---|---|
| Makrele | 100 | 145 |
| Rotbarsch | 100 | 241 |
| Sardine | 100 | 345 |
| Schellfisch | 100 | 139 |
| Seelachs | 100 | 163 |
| Seezunge | 100 | 131 |
| Sprotte, geräuch. | 100 | 804 |
| Zander | 100 | 110 |

| Lebensmittel (verzehrbarer Anteil) | Portionsgröße g | gebildete Harnsäure mg |
|---|---|---|
| **Fleisch** | | |
| Kalb; Bug; Filet | | |
| Hals; Haxe; | | |
| Keule | 100 | 150 |
| Rücken | 100 | 140 |
| Lamm, ohne Fett | 100 | 182 |
| Rind; Bug; Filet | 100 | 110 |
| Hüfte; Hals | 100 | 120 |
| Roastbeef | 100 | 110 |
| Schwein, Bauch | 100 | 100 |
| Bug; Filet | 100 | 150 |
| Eisbein | | |
| (Hinterhaxe) | 100 | 120 |
| Kamm, Kotelett | 100 | 145 |
| Schnitzel | | |
| (Oberschale) | 100 | 160 |
| Schweinebratwurst | 100 | 101 |
| **Innereien** | | |
| Huhn, Leber | 100 | 243 |
| Kalb, Bries | 100 | 1260 |
| Leber | 100 | 460 |
| Niere | 100 | 218 |
| Rind, Leber | 100 | 554 |
| Niere | 100 | 269 |
| Zunge | 100 | 160 |
| Schwein, Leber | 100 | 515 |
| Niere | 100 | 334 |
| **Wild und Geflügel** | | |
| Ente, i. Durchsch. | 100 | 138 |
| Gans, i. Durchsch. | 100 | 165 |
| Hase, i. Durchsch. | 100 | 105 |
| Kaninchen, i. D. | 100 | 130 |

| Lebensmittel (verzehrbarer Anteil) | Portionsgröße g | gebildete Harnsäure mg |
|---|---|---|
| Huhn, Brathuhn | 100 | 115 |
| Brust mit Haut | 100 | 175 |
| Keule, m. Haut | 100 | 110 |
| **Gemüse, Hülsenfrüchte und Pilze** | | |
| Artischocke | 200 | 156 |
| Austernpilze | 200 | 100 |
| Blumenkohl | 200 | 102 |
| Broccoli | 200 | 162 |
| Champignons | 200 | 116 |
| Erbsen, Schote u. | | |
| Samen, grün | 200 | 168 |
| Paprika | 200 | 110 |
| Porree (Lauch) | 200 | 148 |
| Rosenkohl | 200 | 138 |
| Spinat | 200 | 114 |
| Steinpilz | 200 | 184 |
| Zuckermais | 200 | 104 |
| **Nur nach Absprache mit dem behandelnden Arzt in kleinen Mengen erlaubt!** | | |
| Althier | 200 | 24 |
| Diät Vollbier | 200 | 20 |
| Export; Pils | 200 | 26 |
| Weizenvollbier, | | |
| hefefrei | 200 | 16 |
| Sekt; Spirituosen; | | |
| Wein | 200 | 0 |

# Natrium und Kochsalz

Natrium ist ein wesentlicher Bestandteil des Kochsalzes, das aus Natrium und Chlorid besteht. Seine Hauptaufgabe ist, zusammen mit dem Mineralstoff Kalium (→ S. 75) den Wasserhaushalt im Körper konstant zu halten.
Bei entsprechender Veranlagung und bei Störungen der Nierenfunktion führt Natrium (beispielsweise durch kochsalzreiche Kost) zur Erhöhung des Blutdruckes, zur Bildung von Ödemen und zu Herz- und Kreislaufstörungen. In all diesen Fällen wird der Arzt eine Reduzierung der Natrium- beziehungsweise der Kochsalzzufuhr verordnen.
Der Kochsalzverbrauch liegt heute für den Erwachsenen bei 10 bis 15 g pro Tag.

## Die unterschiedlichen Diätformen

Eine Verminderung der Natrium- beziehungsweise Kochsalzzufuhr kann durch folgende Diätverordnung erreicht werden:

- »natriumreduziert« (»kochsalzreduziert«) = 2000 bis 2400 mg Natrium pro Tag, das entspricht 5 bis 6 g Kochsalz,
- »natriumarm« (»kochsalzarm«) = 1200 mg Natrium pro Tag, das entspricht 3 g Kochsalz,
- »streng natriumarm« (»streng kochsalzarm«) = 400 mg Natrium pro Tag, das entspricht 1 g Kochsalz. Der Einsatz von »natriumarmen« Lebensmitteln ist hierbei unerläßlich.

## Natrium und Kochsalz in der Tabelle

In der folgenden Tabelle ist eine Auswahl an Lebensmitteln aufgeführt, die »reich« an Natrium/Kochsalz sind und die in einer natriumarmen Diät gemieden werden sollten.

Die unter »arm« und »frei« aufgeführten Lebensmittel dürfen in einer natriumarmen Kost bedenkenlos verzehrt werden.

## Lebensmittel, die reich an Natrium und Kochsalz sind

| Lebensmittel (verzehrbarer Anteil) | Portionsgröße | Natrium | Kochsalz |
|---|---|---|---|
| | g | mg | g |
| Cervelatwurst, Salami | 30 | 378 | 0,96 |
| Dosenwürstch. | 100 | 711 | 1,82 |
| Kochwurst | 30 | 238 | 0,61 |
| Schinken, gek. | 30 | 263 | 0,67 |
| Schinken, roh | 30 | 420 | 1,07 |
| Streichwurst | 30 | 285 | 0,73 |
| Fleischbrühe | 150 | 1404 | 3,60 |
| Matjeshering | 100 | 2500 | 6,41 |
| Räucherfisch | 100 | 499 | 1,28 |
| Dosenfisch | 100 | 526 | 1,35 |
| Hartkäse, 45% F. i.Tr. | 30 | 170 | 0,43 |
| Schnittkäse, 45% F. i.Tr. | 30 | 215 | 0,55 |
| Schmelzkäse, 45% F. i.Tr. | 30 | 330 | 0,85 |
| Weichkäse, 45% F. i.Tr. | 30 | 345 | 0,88 |
| Brötchen | 50 | 277 | 0,71 |
| Corn-flakes | 30 | 281 | 7,2 |
| Mischbrot | 50 | 273 | 0,70 |

| Lebensmittel (verzehrbarer Anteil) | Portionsgröße | Natrium | Kochsalz |
|---|---|---|---|
| | g | mg | g |
| Vollkornbrot | 50 | 220 | 0,56 |
| Salzgebäck | 30 | 537 | 1,47 |
| Nüsse, gesalz. | 30 | 440 | 1,13 |
| Gemüsekonserven, i.D. | 200 | 464 | 1,18 |
| Dill- und Salzgurke | 100 | 960 | 2,46 |
| Sauerkraut | 200 | 710 | 1,82 |
| Mixed Pickles | 100 | 940 | 2,41 |
| **Mineralwässer** | | | |
| St. Anna Heilwasser | 200 | 61 | 0,14 |
| Kellerwald Mineralbr. | 200 | 72 | 0,17 |
| Martinybrunn. | 200 | 76 | 0,16 |
| Elisabethquell. | 200 | 99 | 0,23 |
| Kronthal Mineralw. | 200 | 107 | 0,27 |
| Franken Brunnen vital | 200 | 116 | 0,21 |
| Kaiser Friedrich Quelle | 200 | 278 | 0,25 |

# Lebensmittel, die arm an Natrium und Kochsalz sind

| Lebensmittel (verzehrbarer Anteil) | Portionsgröße g | Natrium mg | Kochsalz g |
|---|---|---|---|
| Brathuhn | 100 | 83 | 0,21 |
| Hackfleisch, halb u. halb | 100 | 35 | 0,09 |
| Kalbfleisch | 100 | 105 | 0,27 |
| Rindfleisch | 100 | 82 | 0,21 |
| Schweinefleisch | 100 | 74 | 0,19 |
| Wild | 100 | 48 | 0,12 |
| Salzwasserfische | 100 | 115 | 0,29 |
| Süßwasserfische | 100 | 75 | 0,19 |
| Trinkmilch | 200 | 96 | 0,29 |
| Joghurt | 150 | 72 | 0,18 |
| Quark, mager | 100 | 20 | + |
| Grünkern, Korn | 60 | 2 | + |
| Haferflocken | 60 | 3 | + |
| Nährmittel, im Durchschn. | 60 | 8 | + |
| Roggen, Korn | 60 | 24 | + |
| Weizen, Korn | 60 | 5 | + |
| Kartoffeln | 250 | 8 | + |
| Frischgemüse | 200 | 14 | + |
| Möhre | 200 | 120 | 0,31 |
| Sellerie | 200 | 154 | 0,39 |
| Spinat | 200 | 130 | 0,33 |
| Rote Bete | 200 | 124 | 0,32 |
| Tiefkühlgemüse | 200 | 20 | + |

| Lebensmittel (verzehrbarer Anteil) | Portionsgröße g | Natrium mg | Kochsalz g |
|---|---|---|---|
| **Mineralwässer** | | | |
| Fürst Bismark Quelle | 200 | 2,80 | + |
| St. Margareten | 200 | 3,82 | + |
| Adelholzener Heilquelle | 200 | 0,60 | + |
| Krumbach | 200 | 1,56 | + |
| Perries | 200 | 1,80 | + |
| Volvic | 200 | 1,88 | + |
| St. Linus Heilwasser | 200 | 2,04 | + |

+ = in Spuren

# Empfohlene Lebensmittel für besondere Bevölkerungsgruppen

## Für Schwangere und Stillende

In der Zeit der Schwangerschaft und Stillzeit erhöht sich der Nährstoffbedarf um ein Vielfaches, während der Kalorienbedarf nur wenig steigt. Schwangere ab dem 4. Monat benötigen 300 Kalorien mehr, Stillende 700 Kalorien. Vor allem die Mineralstoffe **Calcium, Eisen** sowie die **Vitamine $B_1$, $B_6$** und **Folsäure** sind jetzt besonders wichtig und werden häufig nicht in ausreichender Höhe zugeführt. Außerdem muß der erhöhte **Proteinbedarf** berücksichtigt werden. Besonders zu empfehlen sind:

Milch und Milchprodukte, da reich an wertvollem Protein und Calcium.

- Käse (nicht über 30% Fett i. Tr.)
- Trinkmilch (1,5% Fett)
- Dickmilch
- Naturjoghurt
- Magerquark

Gemüse, frische Salate sowie Obst sind wertvolle Lieferanten für Folsäure und Eisen.

- Endiviensalat
- Feldsalat
- Fenchel
- Spargel
- Schwarzwurzeln
- Broccoli
- Spinat
- Grüne Erbsen
- Tomaten
- Rote Bete
- Kartoffeln
- Sauerkirschen
- Erdbeeren

Hülsenfrüchte sind reich an Vitamin $B_1$, Folsäure und Eisen. Außerdem enthalten sie wertvolles Protein.

- Bohnen
- Linsen

Vollkornprodukte und mageres Fleisch sind reich an Vitamin $B_1$, $B_6$ und Eisen.

- Vollkornbrot
- Vollkornhaferflocken
- Naturreis
- Hirse
- Gerstengraupen
- mageres Fleisch
- mageres Geflügel
- magere Wurstprodukte

## Für Raucher

Bei starken Rauchern erhöht sich der **Vitamin-C-Bedarf** um 50%. Außerdem sollten sie besonders auf **Vitamin E und β-Carotin** achten. Die Vitamine C, E und das β-Carotin wirken als Antioxidantien und schützen die Zellen. Sie gelten als wichtige Abwehrwaffen gegen Herzinfarkt und Krebs. Besonders zu empfehlen sind:

- gelbe und rote Paprikaschote
- Möhre
- Avocado
- Fenchel
- Spinat
- Broccoli
- Wirsing
- Grünkohl
- Kiwi
- Papaya
- Honigmelone
- frisch gepreßter Orangensaft
- schwarzer Johannisbeersaft
- Sanddornsaft

## Für Frauen, die die »Pille« nehmen

Durch die Einnahme von hochdosierten Östrogenpräparaten kann sich der Bedarf an **Vitamin $B_6$** erhöhen. Auch auf **Folsäure** sollte in diesem Fall besonders geachtet werden. Besonders zu empfehlen sind:

- Vollkornbrot
- Weizenkeime
- Getrocknete Bierhefe
- Avocado
- Möhre
- Grünkohl
- Banane
- Lachs
- Putenbrust
- Leber (Huhn, Kalb)
- Sojabohnen
- Linsen
- Kichererbsen

## Für junge, sehr dünne Frauen

Vor lauter Angst zu dick zu werden, essen viele junge Frauen, gerade im Alter zwischen 15 und 18 Jahren, insgesamt zu wenig. Als Folge kommt es häufig zu Versorgungsengpässen bei den **Vitaminen $B_1$, $B_2$, $B_{12}$** und **Folsäure** sowie **Eisen**. Besonders zu empfehlen sind:

- Vollkornbrot mit Camembert und Kresse
- Salat mit Avocado, Thunfisch und Tomate
- Vollkornbrötchen mit magerem Schweineschnitzel
- Wiener Würstchen mit Kartoffelsalat
- Feldsalat mit Sonnenblumenkernen und Radieschen
- Hamburger mit buntem Salat (z. B. Endivie, Mais, Paprika)
- Naturreis mit Sojasprossen, Chinakohl und Hühnerbrustfilet
- Bananenmilch
- Joghurt mit frischen Früchten
- Magerquark mit Weizenkeimen und Erdbeeren

## Für gestreßte Berufstätige

Wenig Zeit, viel Streß. Gerade bei hohen Leistungsanforderungen muß die Ernährung stimmen. Gestreßte Menschen sollten besonders auf ausreichend **Magnesium** achten. Wer den ganzen Tag fit bleiben will, braucht öfters kleine leichte Mahlzeiten mit reichlich Vitaminen und Mineralstoffen. Besonders zu empfehlen sind:
Für Snacks zwischendurch

- Vollkornbrötchen mit magerem Schinken oder Käse
- Quarkcreme mit frischem Obst, z. B. Himbeeren und Banane
- Buttermilch
- Naturjoghurt mit Rosinen und Sonnenblumenkernen
- Vollkornkekse oder -kräcker
- Cashewnüsse

Für das Essen in der Kantine oder im Restaurant

- Rohkostplatte, z. B. mit Fenchel, Bleichsellerie, Rucola oder Löwenzahn und Schnittlauchsauce
- Gemüsesuppe mit Bohnen, Kohlrabi und Kartoffeln
- Reis mit Erbsen (Risibisi) und Garnelen
- Grünkohl oder Wirsing mit einem mageren Stück Fleisch
- Seezunge mit Spinat und Kartoffeln
- Grünkernbratlinge mit Sesamsamen und Petersiliensauce

## Für Sportler

Vor allem bei Ausdauersportarten sind **Kohlenhydrate** wichtige Energiespender. Um die Schwitzverluste auszugleichen sollten sportlich Aktive auf die **Kalium-, Magnesium- und Kochsalzzufuhr** achten. Außerdem müssen Sportler viel Flüssigkeit (z.B. Mineralwasser) trinken.

Besonders zu empfehlen:

- Apfelsaftschorle
- Banane
- Melone
- Trockenfrüchte
- Pistazienkerne
- Sonnenblumenkerne
- Vollkornbrot
- Naturreis
- Teigwaren
- Kartoffeln
- Hülsenfrüchte
- Sojasprossen
- Fenchel
- Brunnen- u. Gartenkresse
- Tomate
- Champignons

## Für ältere Menschen

Im Alter sinkt der Kalorienbedarf, jedoch nicht der Nährstoffbedarf. Deshalb brauchen ältere Menschen Lebensmittel mit besonders hoher Nährstoffdichte, das heißt: wenig Kalorien, viele Vitamine und Mineralstoffe. Vor allem die **Vitamine $B_1$, C und Folsäure** sowie die Mineralstoffe **Kalium und Calcium** werden häufig zu wenig aufgenommen. Besonders zu empfehlen sind:

- fettarme Milch
- Käse (nicht über 30% Fett i. Tr.)
- mageres Fleisch, z. B. Hähnchenbrust
- magerer Fisch z. B. Kabeljau
- Gemüse, z. B. Brokkoli, Möhren, Fenchel
- frische Salate, z. B. Feldsalat, Endivie, Chicorée
- frisches Obst , z. B. Banane, Kirschen, Erdbeeren, Melone, Orangen
- Vollkornbrot
- Weizenkeime

# Empfehlenswerte Höhe der täglichen Nährstoffzufuhr

Berücksichtigt sind die neuesten Angaben der DGE (1991).

| | Energie[1] | | Nährstoffe | | Wasser |
|---|---|---|---|---|---|
| | kcal m/w[2] | kj m/W | Protein g pro kg KG[3] | Essentielle Fettsäuren g m/w | l |
| **Säuglinge** | | | | | |
| 0 bis unter 4 Monate | 550 | 2300 | 2,2 | 3 | 0,8 |
| 4 bis unter 12 Monate | 800 | 3350 | 1,6 | 3,5 | 1,0 |
| **Kinder** | | | | | |
| 1 bis unter 4 Jahre | 1300 | 5440 | 1,2 | 5 | 1,6 |
| 4 bis unter 7 Jahre | 1800 | 7530 | 1,0 | 7 | 1,9 |
| 7 bis unter 10 Jahre | 2000 | 8370 | 1,1 | 8 | 2,0 |
| 10 bis unter 13 Jahre | 2250/2150 | 9410/ 9000 | 1,0 | 9/8,5 | 2,2 |
| 13 bis unter 15 Jahre | 2500/2300 | 10460/ 9620 | 1,0 | 9,5/9 | 2,4 |
| **Jugendliche und Erwachsene** | | | g proTag m/w | | |
| 15 bis unter 19 Jahre | 3000/2400 | 12550/ 10040 | 60/47 | 11,5/9,5 | 2,7 |
| 19 bis unter 25 Jahre | 2600/2200 | 10880/ 9200 | 60/48 | 10/8,5 | 2,4 |
| 25 bis unter 51 Jahre | 2400/2000 | 10040/ 8370 | 59/48 | 9,5/8 | 2,3 |
| 51 bis unter 65 Jahre | 2200/1800 | 9200/ 7530 | 58/48 | 8,5/7 | 2,0 |
| über 65 Jahre | 1900/1700 | 7950/ 7110 | 55/47 | 7,5/6,5 | 1,8[c] |
| **Schwangere** | + 300[b] | +1260[b] | 58[b] | 9,5 | 2,5 |
| **Stillende** | bis + 650 | bis + 2720 | 63 | 11 | 3,2 |

[1] = Unter Berücksichtigung der Referenzmaße von Körpergröße und Körpergewicht. Die für Erwachsene angegebenen Werte gelten für Personen mit überwiegend sitzender Tätigkeit (Leichtarbeiter). Für andere Berufsschweregruppen sind folgende Zuschläge erforderlich:

| | |
|---|---|
| Mittelschwerarbeiter | 600 kcal (2510 kJ) |
| Schwerarbeiter | 1200 kcal (5020 kJ) |
| Schwerstarbeiter | 1600 kcal (6690 kJ) |

[2] = m = männlich; w = weiblich

[3] = KG = Körpergewicht

# Empfehlenswerte Höhe der täglichen Mineralstoffzufuhr

Berücksichtigt sind die neuesten Angaben der DGE (1991).

| | Mineralstoffe | | | | |
|---|---|---|---|---|---|
| | Calcium mg | Magnesium mg | Eisen* mg m/w | Jod µg | Zink mg m/w |
| **Säuglinge** | | | | | |
| 0 bis unter 4 Monate | 500 | 40 | 6a | 50 | 5 |
| 4 bis unter 12 Monate | 500 | 60 | 8 | 80 | 5 |
| **Kinder** | | | | | |
| 1 bis unter 4 Jahre | 600 | 80 | 8 | 100 | 7 |
| 4 bis unter 7 Jahre | 700 | 120 | 8 | 120 | 10 |
| 7 bis unter 10 Jahre | 800 | 170 | 10 | 140 | 11 |
| 10 bis unter 13 Jahre | 900 | 230/250 | 12/15 | 180 | 12/12 |
| 13 bis unter 15 Jahre | 1000 | 310/310 | 12/15 | 200 | 15/12 |
| **Jugendliche und Erwachsene** | | | | | |
| 15 bis unter 19 Jahre | 1200 | 400/350 | 12/15 | 200 | 15/12 |
| 19 bis unter 25 Jahre | 1000 | 350/300 | 10/15 | 200 | 15/12 |
| 25 bis unter 51 Jahre | 900 | 350/300 | 10/15 | 200 | 15/12 |
| 51 bis unter 65 Jahre | 800 | 350/300 | 10/10 | 180 | 15/12 |
| über 65 Jahre | 800 | 350/300 | 10/10 | 180 | 15/12 |
| **Schwangere** | 1200 | 300 | 30d | 230 | 15[b] |
| **Stillende** | 1300[d] | 375 | 20d | 260 | 22 |

[a] = Ausgenommen Unreifgeborene. Ein Eisenbedarf besteht infolge der dem Neugeborenen von der Plazenta als Hämoglobin-Eisen mitgegebenen Eisenmenge erst ab dem 4. Lebensmonat.
[b] = ab 4. Schwangerschaftsmonat.
[c] = Ältere Menschen müssen auf eine regelmäßige und ausreichende Flüssigkeitszufuhr besonders achten, sie sollte mehr als 1 ml/kcal betragen.
[d] = Zum Ausgleich der Verluste während der Schwangerschaft.
* = nicht menstruierende Frauen 10 g

# Empfehlenswerte Höhe der täglichen Vitaminzufuhr

Berücksichtigt sind die neuesten Angaben der DGE (1991).

| Vitamine | A (Ret.-Ä.) mg m/w | D µg | E (Toc.-Ä.) mg | K µg m/w | $B_1$ (Thiamin) mg m/w |
|---|---|---|---|---|---|
| **Säuglinge** | | | | | |
| 0 bis unter 4 Monate | 0,5 | 10 | 3 | 5 | 0,3 |
| 4 bis unter 12 Monate | 0,6 | 10 | 4 | 10 | 0,4 |
| **Kinder** | | | | | |
| 1 bis unter 4 Jahre | 0,6 | 5 | 6 | 15 | 0,7 |
| 4 bis unter 7 Jahre | 0,7 | 5 | 8 | 20 | 1,0 |
| 7 bis unter 10 Jahre | 0,8 | 5 | 9 | 30 | 1,1 |
| 10 bis unter 13 Jahre | 0,9 | 5 | 10 | 40 | 1,2 |
| 13 bis unter 15 Jahre | 1,1/1,0 | 5 | 12 | 50 | 1,4/1,2 |
| **Jugendliche und Erwachsene** | | | | | |
| 15 bis unter 19 Jahre | 1,1/0,9 | 5 | 12 | 70/60 | 1,6/1,3 |
| 19 bis unter 25 Jahre | 1,0/0,8 | 5 | 12 | 70/60 | 1,4/1,2 |
| 25 bis unter 51 Jahre | 1,0/0,8 | 5 | 12 | 80/65 | 1,3/1,1 |
| 51 bis unter 65 Jahre | 1,0/0,8 | 5 | 12 | 80/65 | 1,3/1,1 |
| über 65 Jahre | 1,0/0,8 | 5 | 12 | 80/65 | 1,3/1,1 |
| **Schwangere** | 1,1[a] | 10 | 14[a] | 65[a] | 1,5[a] |
| **Stillende** | 1,8 | 10 | 17[b] | 65 | 1,7 |

[1] = Gesamtfolat (Summe der wirksamen Verbindungen in üblicher Nahrung) [a] = ab 4. Schwangerschaftsmonat.

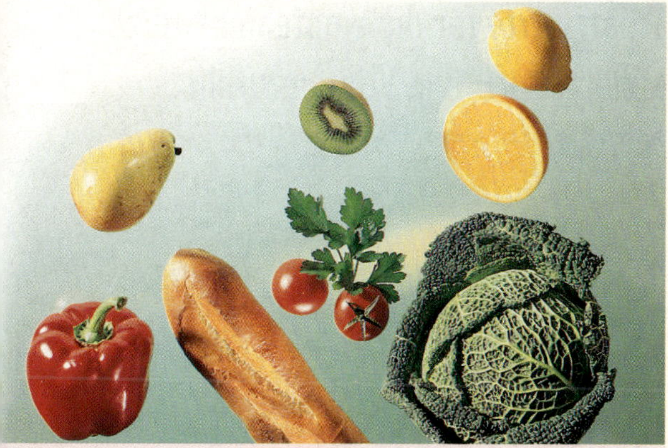

| | $B_2$ (Riboflavin) mg m/w | Niacin mg m/w | $B_6$ (Pyridoxin) mg m/w | Folsäure[1] µg | $B_{12}$ µg | C (Asc.-Säure) mg |
|---|---|---|---|---|---|---|
| | 0,3 | 5 | 0,3 | 40[c] | 0,5 | 40 |
| | 0,5 | 6 | 0,6 | 80 | 0,8 | 50 |
| | | | | | | |
| | 0,8 | 9 | 0,9 | 120 | 1,0 | 55 |
| | 1,1 | 12 | 1,2 | 160 | 1,5 | 60 |
| | 1,2 | 13 | 1,4 | 200 | 1,8 | 65 |
| | 1,4/1,3 | 15/14 | 1,6/1,5 | 240 | 2,0 | 70 |
| | 1,5/1,4 | 17/15 | 1,8/1,6 | 300 | 3,0 | 75 |
| | | | | | | |
| | 1,8/1,7 | 20/16 | 2,1/1,8 | 300 | 3,0 | 75 |
| | 1,7/1,5 | 18/15 | 1,8/1,6 | 300 | 3,0 | 75 |
| | 1,7/1,5 | 18/15 | 1,8/1,6 | 300 | 3,0 | 75 |
| | 1,7/1,5 | 18/15 | 1,8/1,6 | 300 | 3,0 | 75 |
| | 1,7/1,5 | 18/15 | 1,8/1,6 | 300 | 3,0 | 75 |
| | 1,8[a] | 17[a] | 2,6[a] | 600 | 3,5 | 100[a] |
| | 2,3 | 20 | 2,2 | 450 | 4,0 | 125 |

[b] = Zum Ausgleich der Verluste während der Schwangerschaft. [c] = Folsäure-Äquivalente

# Schätzwerte für die empfehlenswerte Mineralstoff- und Vitaminzufuhr

Berücksichtigt sind die neuesten Angaben der DGE (1991).

| | Mineralstoffe | | | |
|---|---|---|---|---|
| | Natrium[3] (mg) | Kalium[3] (mg) | Phosphor[b] (mg) | Fluor[c] (mg) |
| **Säuglinge** | | | | |
| 0 bis unter 4 Monate | 130 | 450 | 250 | 0,1-0,5 |
| 4 bis unter 12 Monate | 180 | 650 | 500 | 0,2-1,0 |
| **Kinder** | | | | |
| 1 bis unter 4 Jahre | 300 | 1000 | 800 | 0,5-1,5[1] |
| 4 bis unter 7 Jahre | 410 | 1400 | 1000 | 1,0-2,5[2] |
| 7 bis unter 10 Jahre | 460 | 1600 | 1200 | 1,5-2,5[3] |
| 10 bis unter 13 Jahre | 510 | 1700 | 1400 | 1,5-2,5 |
| 13 bis unter 15 Jahre | 550 | 1900 | 1500 | 1,5-2,5 |
| **Jugendliche und Erwachsene** | | | | |
| 15 bis unter 19 Jahre | 550 | 2000 | 1600 | 1,5-4,0 |
| 19 bis unter 25 Jahre | 550 | 2000 | 1500 | 1,5-4,0 |
| 25 bis unter 51 Jahre | 550 | 2000 | 1400 | 1,5-4,0 |
| 51 bis unter 65 Jahre | 550 | 2000 | 1200 | 1,5-4,0 |
| über 65 Jahre | 550 | 2000 | 1200 | 1,5-4,0 |
| **Schwangere** | 550 | 2000 | 1600 | 1,5-4,0 |
| **Stillende** | 550 | 2000 | 1700 | 1,5-4,0 |

[1] = 1 bis unter 3 Jahre
[2] = 3 bis unter 6 Jahre
[3] = 6 bis unter 10 Jahre

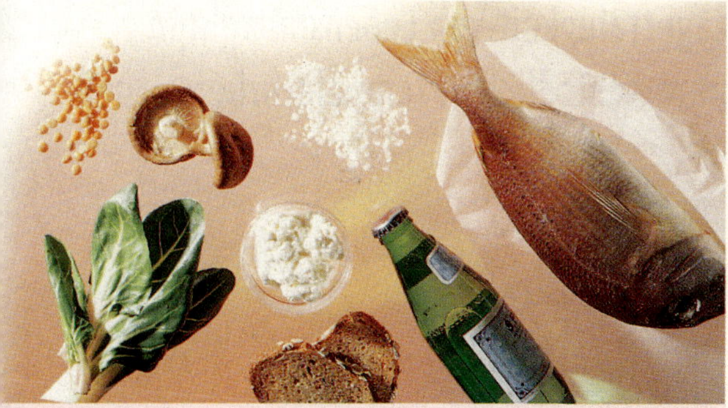

| Mineralstoffe | | | | Vitamine | |
|---|---|---|---|---|---|
| Kupfer[d] (mg) | Mangan[d] (mg) | Chrom[d] (µg) | Selen[d] (µg) | Pantothensäure[c] (mg) | Biotin[d] (µg) |
| 0,4-0,6 | 0,3-0,6 | 10-40 | 5-15 | 2 | 10 |
| 0,6-0,7 | 0,6-1,0 | 20-60 | 5-30 | 3 | 15 |
| 0,7-1,0 | 1,0-1,5 | 20-80 | 10-50 | 4 | 20 |
| 1,0-1,5 | 1,5-2,0 | 30-120 | 15-70 | 4 | 25 |
| 1,0-2,0 | 2,0-3,0 | 50-200 | 15-80 | 5 | 30 |
| 1,5-2,5 | 2,0-5,0 | 50-200 | 20-100 | 5 | 30-100 |
| 1,5-2,5 | 2,5-5,0 | 50-200 | 20-100 | 6 | 30-100 |
| 1,5-3,0 | 2,0-5,0 | 50-200 | 20-100 | 6 | 30-100 |
| 1,5-3,0 | 2,0-5,0 | 50-200 | 20-100 | 6 | 30-100 |
| 1,5-3,0 | 2,0-5,0 | 50-200 | 20-100 | 6 | 30-100 |
| 1,5-3,0 | 2,0-5,0 | 50-200 | 20-100 | 6 | 30-100 |
| 1,5-3,0 | 2,0-5,0 | 50-200 | 20-100 | 6 | 30-100 |
| 1,5-3,0 | 2,0-5,0 | 50-200 | 20-100 | 6 | 30-100 |
| 1,5-3,0 | 2,0-5,0 | 50-200 | 20-100 | 6 | 30-100 |

[a] = Angegeben ist der geschätzte tägliche Mindestbedarf.
[b] = Angegeben ist die gut verträgliche Zufuhrmenge.
[c] = Angegeben sind die Richtwerte zur angemessenen Fluoridgesamtzufuhr.
[d] = Angegeben sind die Schätzwerte für eine angemessene Zufuhr.

# Lagerfähigkeit von Lebensmitteln in unterschiedlichen Temperaturberreichen

(nach Zacharias und Dürr)

## Vorratsraum
Temp. 15 bis 20°C

| | |
|---|---|
| **Brot** | |
| Knäckebrot[a] | 6 Monate |
| Roggenbrot | 6–10 Tage |
| Weizenbrot | 1– 3 Tage |
| **Fett** | |
| Plattenfette[a] | 1 Jahr |
| Speiseöl[a] | 1 Jahr |
| Hülsenfrüchte | 1 Jahr |
| **Nährmittel** | |
| Haferflocken | ½–1 Jahr |
| Mehl | ½ Jahr |
| Reis | 2 Jahre |
| Teigwaren | ½–1 Jahr |
| Trockensuppen | ¾–1 Jahr |
| Kartoffeltrok-kenprodukte[a] | 1–2 Jahre |
| **Konserven** | |
| Gemüsekons. | 2 Jahre |
| Fleischkonserv. | 3–5 Jahre |
| **Schmelzkäse** | 1–2 Monate |
| **Trockenobst** | 1 Jahr |

## Kühlschrank
Temp. 2 bis 6°C

| | |
|---|---|
| **Butter** | 10–15 Tage |
| **Eier** | 3–4 Wochen |
| **Fleisch** | |
| roh | 2–5 Tage |
| gegart | 2–6 Tage |
| **Fleischwaren** | |
| Schinken gekocht | 3–5 Tage |
| Schinken geräuchert, roh | 4–10 Tage |
| Wurst | 3– 5 Tage |
| **Fisch** | |
| roh | bis 24 Std. |
| gegart | 2– 3 Tage |
| **Geflügel** | |
| roh | 2– 4 Tage |
| gegart | 2– 5 Tage |
| **Hackfleisch** | |
| roh | 6– 8 Std. |
| gegart | 2– 4 Tage |
| **Käse** | |
| Frischkäse | 4– 5 Tage |
| Hartkäse | 10–14 Tage |
| Weichkäse | 4–10 Tage |
| **Milchprodukte** | 4– 5 Tage |
| **Gemüse** | |
| roh | 3– 8 Tage |
| gegart | 1– 3 Tage |
| **Obst** | |
| roh | 2–10 Tage |
| gegart | 2– 5 Tage |

## Gefriergerät
Temp. – 18 bis – 20°C

| | |
|---|---|
| **Geflügel** | 4–6 Monate |

[a] = in Originalverpackung

| | |
|---|---|
| **Fisch** | 2– 4 Monate |
| **Fertigspeisen** | 3– 6 Monate |
| **Konserven** | 8–10 Monate |
| **Gemüse** | 8–10 Monate |
| **Hartkäse** | 2– 4 Monate |
| **Milcherzeugnisse** | |
| Butter | 6– 8 Monate |
| Quark | 10–12 Mon. |
| Sahne | 2– 3 Monate |
| **Obst** | 10–12 Mon. |
| **Rindfleisch** | 10–12 Mon. |
| **Schweinefl.** | 5– 7 Monate |
| **Speiseeis** | 2– 3 Monate |
| **Wurst** | 2– 4 Monate |

# Durchschnittliche Vitaminverluste bei unterschiedlichen Garverfahren (nach Bognár)

| Fleisch | Thiamin (Verluste in %) | | | Riboflamin (Verluste in %) | | |
|---|---|---|---|---|---|---|
| Gargut und Garflüssigkeit | Kochen | Schmoren | Braten | Kochen | Schmoren | Braten |
| Kalbfleisch | 46 | 38 | 26 | + 5 | + 1 | 3 |
| Rindfleisch | 49 | 48 | 34 | 5 | 2 | 20 |
| Schweinefleisch | 28 | 36 | 36 | 6 | 3 | 9 |
| Fleisch i. D. | 41 | 41 | 35 | 2 | 1 | 10 |

+ = Zunahme Die Zunahme deutet auf eine Freisetzung von Riboflavin aus gebundenen Formen während des Garens hin

| Gemüse | Thiamin (Verluste in %) | | | Ascorbinsäure (Verl. in %) | | |
|---|---|---|---|---|---|---|
| Gargut und Garflüssigkeit | Kochen | Druck-dämpfen | Dünsten | Kochen | Druck-dämpfen | Dünsten |
| Blumenkohl, Gargut | 46 | 22 | 12 | 42 | 23 | 18 |
| + Garflüssigkeit | 12 | 16 | 12 | 15 | 17 | 18 |
| grüne Bohn., Gargut | 41 | 23 | 11 | 43 | 31 | 20 |
| + Garflüssigkeit | 17 | 18 | 11 | 16 | 21 | 18 |

| Gemüse | Thiamin (Verluste in %) | | | Ascorbinsäure (Verl. in %) | | |
|---|---|---|---|---|---|---|
| Gargut und Garflüssigkeit | Kochen | Druck-dämpfen | Dünsten | Kochen | Druck-dämpfen | Dünsten |
| Kartoffeln, mit d. Schale Gargut | 15 | 12[a] | 2 | 16 | 15[a] | 2 |
| Kartoffeln, geschält Gargut | 27 | 11 | 10 | 32 | 13 | 15 |
| + Garflüssigkeit | 11 | 9 | 10 | 14 | 4 | 15 |
| Kohlrabi, Gargut | 32 | 21 | – | 53 | 37 | 14 |
| + Garflüssigkeit | 11 | 7 | – | 2 | 8 | 14 |
| Spinat, Gargut | 63 | 33 | 16 | 58 | 35 | 29 |
| + Garflüssigkeit | 23 | – | 16 | – | – | 29 |
| Weißkohl, Gargut | 46 | 22 | 19 | 52 | 28 | 28 |
| + Garflüssigkeit | – | 19 | 19 | 31 | – | 28 |
| Gemüse i. D., Gargut | 40 | 21 | 14 | 45 | 26 | 23 |
| + Garflüssigkeit | 15 | 13 | 14 | 16 | 15 | 23 |

[a] = auch Backen

Neuausgabe 1997/98


Redaktion: Friedrich Bohlmann
Produktion: Helmut Giersberg
Fotos: Reiner Schmitz (Food-Styling: Rudolf Vornehm): Umschlag Vorder- und Rückseite, S. 20, 22, 24, 27, 33, 86, 123, 125; Kai Stiepel, Studio Schmitz: S. 52, 54, 56, 60, 62, 67, 71, 73, 76, 78, 87; Georg Wunsch: S. 58, 83; Info Banane, Ketchum PR: S. 81
Gestaltung: independent, Horst Moser
Satz: Typodata GmbH
Druck und Bindung: Ludwig Auer GmbH

ISBN 3-7742-3182-6

| Auflage | 5. | 4. | 3. | 2. | 1. |
|---|---|---|---|---|---|
| Jahr | 2000 | 99 | 98 | 97 | 96 |